高职高专辅导教材

组织学与胚胎学实验指导与习题

主　编　祝继明

编　者　（以姓氏笔画为序）

实验指导

王德望（长沙医学院）
何爱民（长沙医学院）
张晓东（长沙医学院）
陈　晏（长沙医学院）
祝继明（长沙医学院）
廖鸿纯（长沙医学院）
谭　峰（长沙医学院）

习　题

刘兴发（岳阳职业技术学院）
何爱民（长沙医学院）
张荣德（岳阳职业技术学院）
陈　晏（长沙医学院）
胡煜辉（井冈山医学高等专科学校）
祝继明（长沙医学院）
唐　平（永州职业技术学院）
黄元生（顺德职业技术学院）
谭　克（湖南省中医药高等专科学校）

秘　书　陈　晏

北京大学医学出版社

ZUZHIXUE YU PEITAIXUE SHIYAN ZHIDAO YU XITI

图书在版编目（CIP）数据

组织学与胚胎学实验指导与习题/祝继明主编．—北京：北京大学医学出版社，2004.8（2016.8重印）
高职高专辅导教材
ISBN 978-7-81071-601-7

Ⅰ．组…　Ⅱ．祝…　Ⅲ．①人体组织学－实验－高等学校：技术学校－教学参考资料②人体胚胎学－实验－高等学校：技术学校－教学参考资料　Ⅳ．R32-33

中国版本图书馆CIP数据核字（2004）第068236号

组织学与胚胎学实验指导与习题

主　　编：祝继明
出版发行：北京大学医学出版社
地　　址：（100191）北京市海淀区学院路38号　北京大学医学部院内
电　　话：发行部　010-82802230；图书邮购　010-82802495
网　　址：http://www.pumpress.com.cn
E-mail：booksale@bjmu.edu.cn
印　　刷：北京东方圣雅印刷有限公司
经　　销：新华书店
责任编辑：张彩虹　**责任校对：**张　雨　**责任印制：**张京生
开　　本：787mm×1 092mm　1/16　**印张：**7.5　**字数：**184千字
版　　次：2004年8月第1版　2016年8月第9次印刷
标准书号：ISBN 978-7-81071-601-8
定　　价：11.80元

前　　言

本书包括组织学与胚胎学实验指导和习题两部分。“实验指导”中每章实验编写提示，尽可能以简练的文字，概述与实验相关的基本理论和基本知识以及观察切片的注意点。实验内容是根据湘南医学高等专科学校使用的显微镜、切片标本和模型描述，可根据各专业的培养目标从中取舍实验内容。

“习题”涉及的主要是学生应掌握的内容，原则上与教材小结内容一致。题型包括填空题、最佳选择题、多项选择题和简答题四种，各种题型的设计要求如下：①填空题：一般是学生必须掌握且需要记忆的最基本的知识，较简单、容易。②最佳选择题：考核学生记忆和理解能力，中等难度。③多项选择题：除最佳选择题的要求外，还测试学生分析和综合能力，具有一定的难度。以上两种选择题，备选答案均设 A、B、C、D 四项，最佳选择题要求从中选出一个正确答案，多项选择题要求从中选出 2～4 个正确答案。④简答题：均为重点内容，测试学生掌握基本理论知识的水平和文字表达能力。习题的编写，突出重点，应掌握的内容在各种题型中予以重复，让学生反复练习。根据教学经验，试题的难易度符合目前学生实际水平。

本书可供高职高专和成人教育临床医学、护理学、妇幼卫生、预防医学、医学检验、口腔医学等专业使用。

由于编写时间仓促，不妥之处在所难免，敬请读者批评指正。

祝继明

2004 年 6 月

前 言

[illegible]

目　录

第一部分　实验指导

第一章　绪论……………………………………………………………………（3）
一、实验目的……………………………………………………………………（3）
二、实验要求……………………………………………………………………（3）
三、实验室规则…………………………………………………………………（3）
四、显微镜的构造、使用和保护………………………………………………（4）
五、石蜡切片标本制作的基本过程……………………………………………（5）
六、观察切片应注意的问题……………………………………………………（6）
七、绘图的要求和方法…………………………………………………………（8）
第二章　细胞 …………………………………………………………………（10）
一、实验要求 …………………………………………………………………（10）
二、重点和难点 ………………………………………………………………（10）
三、实验内容 …………………………………………………………………（10）
（一）神经细胞………………………………………………………………（10）
（二）高尔基复合体（示教）………………………………………………（10）
（三）线粒体（示教）………………………………………………………（11）
第三章　上皮组织 ……………………………………………………………（12）
一、实验要求 …………………………………………………………………（12）
二、重点和难点 ………………………………………………………………（12）
三、实验内容 …………………………………………………………………（12）
（一）单层柱状上皮…………………………………………………………（12）
（二）复层扁平（鳞状）上皮………………………………………………（12）
（三）变移上皮………………………………………………………………（13）
（四）假复层纤毛柱状上皮…………………………………………………（13）
第四章　结缔组织 ……………………………………………………………（14）
一、实验要求 …………………………………………………………………（14）
二、重点和难点 ………………………………………………………………（14）
三、实验内容 …………………………………………………………………（14）
（一）疏松结缔组织…………………………………………………………（14）
（二）不规则的致密结缔组织………………………………………………（14）
（三）脂肪组织………………………………………………………………（14）
（四）成纤维细胞和巨噬细胞（示教）……………………………………（15）
（五）肥大细胞（示教）……………………………………………………（15）

第五章　软骨和骨 …… (16)
一、实验要求 …… (16)
二、重点和难点 …… (16)
三、实验内容 …… (16)
(一) 透明软骨 …… (16)
(二) 密质骨 …… (17)
(三) 成骨细胞和破骨细胞 (示教) …… (17)
第六章　血液和血细胞发生 …… (18)
一、实验要求 …… (18)
二、重点和难点 …… (18)
三、实验内容 …… (18)
(一) 血液 (涂片) …… (18)
(二) 网织红细胞 (示教) …… (19)
第七章　肌组织 …… (20)
一、实验要求 …… (20)
二、重点和难点 …… (20)
三、实验内容 …… (20)
(一) 骨骼肌 …… (20)
(二) 心肌 …… (20)
(三) 平滑肌 …… (21)
(四) 闰盘 (示教) …… (21)
第八章　神经组织 …… (22)
一、实验要求 …… (22)
二、重点和难点 …… (22)
三、实验内容 …… (22)
(一) 多极神经元 …… (22)
(二) 有髓神经纤维 …… (23)
(三) 神经原纤维 (示教) …… (23)
(四) 神经纤维束 (示教) …… (23)
第九章　循环系统 …… (24)
一、实验要求 …… (24)
二、重点和难点 …… (24)
三、实验内容 …… (24)
(一) 中动脉 …… (24)
(二) 大动脉 …… (25)
(三) 小动脉和小静脉 …… (25)
(四) 心脏 …… (26)
(五) 毛细血管 …… (26)
第十章　免疫系统 …… (27)
一、实验要求 …… (27)

二、重点和难点 ………………………………………………………………………… (27)
三、实验内容 ……………………………………………………………………………… (27)
(一) 淋巴结……………………………………………………………………………… (27)
(二) 脾脏………………………………………………………………………………… (28)
(三) 胸腺 (示教) ……………………………………………………………………… (28)
第十一章　皮肤 …………………………………………………………………………… (30)
一、实验要求 ……………………………………………………………………………… (30)
二、重点和难点 ………………………………………………………………………… (30)
三、实验内容 ……………………………………………………………………………… (30)
(一) 掌皮………………………………………………………………………………… (30)
(二) 头皮………………………………………………………………………………… (31)
第十二章　内分泌系统 …………………………………………………………………… (32)
一、实验要求 ……………………………………………………………………………… (32)
二、重点和难点 ………………………………………………………………………… (32)
三、实验内容 ……………………………………………………………………………… (32)
(一) 甲状腺……………………………………………………………………………… (32)
(二) 肾上腺……………………………………………………………………………… (32)
(三) 脑垂体……………………………………………………………………………… (33)
第十三章　消化系统 ……………………………………………………………………… (34)
一、实验要求 ……………………………………………………………………………… (34)
二、重点和难点 ………………………………………………………………………… (34)
三、实验内容 ……………………………………………………………………………… (34)
(一) 胃底………………………………………………………………………………… (34)
(二) 空肠………………………………………………………………………………… (35)
(三) 结肠………………………………………………………………………………… (35)
(四) 阑尾………………………………………………………………………………… (36)
(五) 颌下腺……………………………………………………………………………… (36)
(六) 胰腺………………………………………………………………………………… (36)
(七) 肝脏………………………………………………………………………………… (37)
(八) 潘氏细胞 (示教) ………………………………………………………………… (37)
(九) 胰岛 (示教) ……………………………………………………………………… (37)
第十四章　呼吸系统 ……………………………………………………………………… (38)
一、实验要求 ……………………………………………………………………………… (38)
二、重点和难点 ………………………………………………………………………… (38)
三、实验内容 ……………………………………………………………………………… (38)
(一) 气管………………………………………………………………………………… (38)
(二) 肺…………………………………………………………………………………… (38)
第十五章　泌尿系统 ……………………………………………………………………… (40)
一、实验要求 ……………………………………………………………………………… (40)
二、重点和难点 ………………………………………………………………………… (40)

三、实验内容 …………………………………………………………………………（40）
（一）肾……………………………………………………………………………（40）
（二）膀胱…………………………………………………………………………（41）
第十六章　男性生殖系统 ………………………………………………………（42）
一、实验要求 …………………………………………………………………（42）
二、重点和难点 ………………………………………………………………（42）
三、实验内容 …………………………………………………………………（42）
（一）睾丸…………………………………………………………………………（42）
（二）附睾（示教）………………………………………………………………（43）
第十七章　女性生殖系统 ………………………………………………………（44）
一、实验要求 …………………………………………………………………（44）
二、重点和难点 ………………………………………………………………（44）
三、实验内容 …………………………………………………………………（44）
（一）卵巢…………………………………………………………………………（44）
（二）子宫增生期…………………………………………………………………（45）
（三）子宫分泌期…………………………………………………………………（45）
（四）妊娠黄体（示教）…………………………………………………………（45）
（五）静止期乳腺（示教）………………………………………………………（45）
（六）活动期乳腺（示教）………………………………………………………（46）
第十八章　人胚早期发育 ………………………………………………………（47）
一、实验要求 …………………………………………………………………（47）
二、重点和难点 ………………………………………………………………（47）
三、实验内容（以观察模型为主）……………………………………………（47）
（一）卵裂和胚泡形成（模型 4 个）……………………………………………（47）
（二）胚泡植入过程及演变（模型 4 个）………………………………………（47）
（三）胎膜的形成和演变（模型 5 个）…………………………………………（48）
（四）胎盘与子宫壁的关系（模型 3 个）………………………………………（48）
（五）胎盘标本……………………………………………………………………（48）
（六）胎盘绒毛（示教）…………………………………………………………（49）
（七）正常胚胎和常见畸形标本（示教）………………………………………（49）

第二部分　习题

第一章　绪论 ……………………………………………………………………（53）
习题 ……………………………………………………………………………（53）
参考答案 ………………………………………………………………………（54）
第二章　细胞 ……………………………………………………………………（55）
习题 ……………………………………………………………………………（55）
参考答案 ………………………………………………………………………（57）
第三章　上皮组织 ………………………………………………………………（58）

习题 …… (58)
参考答案 …… (59)
第四章　结缔组织 …… (61)
习题 …… (61)
参考答案 …… (62)
第五章　软骨和骨 …… (64)
习题 …… (64)
参考答案 …… (66)
第六章　血液和血细胞发生 …… (67)
习题 …… (67)
参考答案 …… (69)
第七章　肌组织 …… (70)
习题 …… (70)
参考答案 …… (72)
第八章　神经组织 …… (73)
习题 …… (73)
参考答案 …… (74)
第九章　循环系统 …… (76)
习题 …… (76)
参考答案 …… (77)
第十章　免疫系统 …… (79)
习题 …… (79)
参考答案 …… (81)
第十一章　皮肤 …… (82)
习题 …… (82)
参考答案 …… (83)
第十二章　内分泌系统 …… (85)
习题 …… (85)
参考答案 …… (86)
第十三章　消化系统 …… (88)
习题 …… (88)
参考答案 …… (90)
第十四章　呼吸系统 …… (92)
习题 …… (92)
参考答案 …… (94)
第十五章　泌尿系统 …… (95)
习题 …… (95)
参考答案 …… (97)
第十六章　男性生殖系统 …… (98)
习题 …… (98)

参考答案 …………………………………………………………………………………………(99)
第十七章　女性生殖系统…………………………………………………………………(101)
习题…………………………………………………………………………………………(101)
参考答案……………………………………………………………………………………(102)
第十八章　人胚早期发育…………………………………………………………………(104)
习题…………………………………………………………………………………………(104)
参考答案……………………………………………………………………………………(107)

第一部分　实验指导

第一章　绪　论

提示　组织学与胚胎学实验是本课程教学十分重要的环节，要求课前做好预习和工具准备，实验过程中认真操作和观察，按时完成实验报告。显微镜是贵重仪器，是实验的重要工具，必须学会使用和保护。实验室是教学重地，务必遵守实验室规则。

一、实验目的

组织学与胚胎学实验是教学的重要环节之一，通过实验过程的操作、观察和实验报告，达到以下目的：

1. 验证和巩固基本理论和基本知识，加深和扩大理论知识的理解。
2. 学会辨认正常细胞、组织和器官与辨认方法，了解人胚早期发育基本过程。
3. 进行本课程的基本技能训练，培养严格的科学作风和实事求是的科学态度，培养分析问题和解决问题的能力。

二、实验要求

为了保证实验课的顺利进行，提高实验教学效果，要求同学做到：

1. 实验前做好预习，了解本次实验目的和实验内容，并复习相关的理论知识。
2. 实验课应带教材、实验指导、实验报告本、绘图铅笔（普通 HB 铅笔和红蓝铅笔）、橡皮和尺等。
3. 实验时要集中注意力，按实验指导的要求，参考教材的图，认真细致操作和观察。
4. 按时完成实验报告，不得照抄教材图或他人实验报告。
5. 严格遵守实验室规则。

三、实验室规则

1. 实验室是教学重地，学生必须严格遵守实验室规则，确保正常教学秩序。
2. 进实验室应穿白大衣，不准穿拖鞋。不迟到，不早退，上课时不得随意走动。
3. 实验室应保持安静和整洁，不准喧哗和打闹，不准吸烟，不准随地吐痰，不准乱扔纸屑杂物，不准在实验桌等乱画。
4. 按指定位置入座和使用显微镜，不准擅自拿用他人的显微镜。
5. 显微镜是精密的贵重仪器，要严格遵守操作规程。不准擅自拆卸和更换显微镜部件。
6. 损坏显微镜、切片、模型、标本，应立即报告老师，酌情处理，赔偿损失。
7. 实验完毕，将显微镜和切片放回原处。
8. 实验课后，值日生负责打扫卫生，关好水、电和门窗。

四、显微镜的构造、使用和保护

显微镜是精密的贵重仪器，是实验课的主要工具，能否熟练地使用，直接影响实验的效果。因此必须在了解显微镜构造的基础上，学会正确而熟练地使用及妥善地保护。

（一）显微镜的构造（图 1）

1. 机械装置部分

（1）镜座　在最下部，起支持作用。

（2）镜臂　呈弓形，作支持与握取之用。

（3）载物台　放置切片的平台，中有圆孔。台上有推片器和片夹。

（4）旋转盘　上接镜筒，下嵌物镜，可以旋转以更换物镜。

（5）镜筒　连于镜臂上端，上部可插入目镜。

（6）粗调节器　连于镜臂下部两侧，主要用于低倍镜焦距的调节。

（7）细调节器　连于左右粗调节器的外端，主要用于高倍镜焦距的调节。

2. 光学装置部分

（1）目镜　插在镜筒上端，根据其放大倍数可分为 5×、10×、15×等几种。

（2）物镜　嵌于旋转盘上，根据其放大倍数和使用特点可分为低倍镜（4×、10×）、高倍镜（40×）和油镜（100×）（显微镜的放大倍数 = 目镜放大倍数 × 物镜放大倍数）。

（3）聚光器　嵌于载物台下，可上下移动以调节光线强弱。内装虹影圈，可开大和缩小以调节进光量。

（4）集光镜　安装在镜座上。

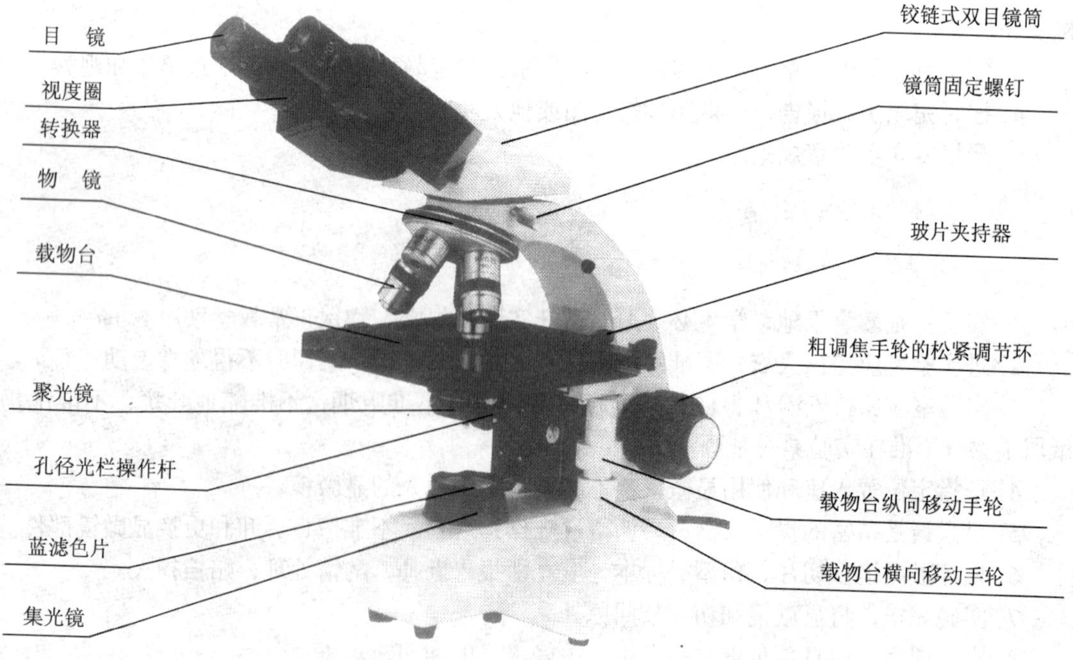

图 1　显微镜构造

（二）显微镜的使用方法

1. 拿取与放置　一手握持镜臂，另一手托住镜座于胸前。放置桌面，距桌沿不得小于3厘米。课间休息离开座位时，应将显微镜移向桌内，以免碰落损坏。

2. 灯光照明　打开电源开关（在镜座上），并可用于调节亮度。一般情况下，不要将照明亮度调至最强状态。

3. 低倍镜的使用　取切片擦净，盖玻片朝上平放于载物台（切勿反置），用片夹夹紧，将所要观察的部位推移到载物台圆孔的正中。以双眼从目镜观察，同时转动粗调节器使载物台慢慢下降至图像清晰。需要时可用细调节器调节焦距。

4. 高倍镜的使用　先在低倍镜下将需高倍镜观察的部位移至视野正中，然后转至高倍镜。从目镜观察，并转动细调节器，至物像清晰。

5. 油镜的使用　先在高倍镜下将需要观察的部位移至视野正中，转离高倍镜，在位于载物台圆孔正中的切片部位上滴石蜡油一滴（勿产生气泡），再转换油镜。双眼从侧面观察，慢慢上升载物台，使油镜头浸入油滴而不与玻片接触。再从目镜观察，并转动细调节器至图像清晰。使用油镜光线要明亮。

6. 瞳距调节　瞳距范围为55~75mm，按自己的瞳距向两边推拉，使左、右目镜中的图像合并成一个图像。

（三）显微镜使用注意事项及保护

1. 显微镜系贵重仪器，应轻拿轻放，使用显微镜应严格遵守有关规程。

2. 显微镜必须保持清洁。机械部分可用绸布或纱布擦净，光学部分（集光镜除外）只能用擦镜纸轻轻擦拭，严禁用手或其他物品擦拭，以防污损。

3. 课间休息时，应关闭显微镜电源开关。

4. 油镜使用后，应当用擦镜纸浸少量纯酒精或二甲苯将镜头上的石蜡油擦净。纯酒精和二甲苯均易燃烧，不得放在电源开关旁，防止着火。

5. 显微镜部件不得拆卸或互相调换，若有故障，应立即报告老师进行处理，不得自行修理。

6. 显微镜用毕，应将物镜转离载物台中央的圆孔，用塑料罩套好，放回原处。

7. 打扫实验室卫生前，必须将显微镜放入柜中，以免灰尘沾污。

五、石蜡切片标本制作的基本过程

1. 取材和固定　根据需要取出人和动物的新鲜组织，其大小0.5~1.0cm^3，立即投入固定液固定6~24小时。固定的主要目的是使组织内蛋白质凝固，以保持原来的形态结构。常用的固定液有10%中性福尔马林（formalin）、Zenkers液和Bouins液等。

2. 脱水和包埋　普通固定液多为水溶液，必须先脱去组织内水分，为浸蜡创造条件。脱水剂通常是酒精，依次用低浓度至高浓度的酒精处理，去净组织内水分。然后用二甲苯替换出酒精，组织块浸入二甲苯后逐渐变得透明。再将组织块置入溶解的石蜡，使石蜡浸入组织并替换出二甲苯。最后将组织块包埋到石蜡内，使组织产生一定的硬度，便于切片。

3. 切片　用切片机将组织切成5~6微米厚的薄片。把切下的薄片粘于涂有甘油蛋白的载玻片上，置温箱中烤干。

4. 染色　染色的目的是使组织内不同的结构染上不同的颜色，以便于显微镜下观察。

染色的方法很多，应根据研究目的选用。组织学和病理学教学标本最常用的是苏木精－伊红染色法（hematoxylin－eosin staining，简称 HE 染色）。

HE 染色是一种复合染色法。苏木精配制后是碱性染料，可使组织中的酸性物质如胞核内的染色质、细胞质内的核蛋白体、软骨内的基质和粘液等染成紫蓝色。这些结构对碱性染料亲和力强，称为嗜碱性。伊红是酸性染料，可使组织中的碱性物质如细胞质的普通蛋白质和胶原纤维等染成粉红色。它们对酸性染料亲和力强，称为嗜酸性。

染色的步骤是先将切片放入二甲苯使石蜡脱净，然后经酒精（从高浓度至低浓度）入水，再用苏木精和伊红分别染色。

5. 脱水和封固　染色后的切片经酒精（由低浓度至高浓度）脱水，二甲苯透明，再在切片上滴加适量树胶，将盖玻片平放在树胶上，从而将组织封藏于树胶之中，待干后即可观察和长期保存。

六、观察切片应注意的问题

1. 注意切片的染色法　常用的 HE 染色法只能显示组织的一般结构，不能显示组织的所有结构，某些结构或成分需用特殊染色法或组织化学方法等才能显示，例如网状纤维、肥大细胞、嗜银细胞、网织红细胞、高尔基复合体及线粒体等。

2. 要全面、系统地观察切片　观察切片的程序是，肉眼→低倍镜→高倍镜→油镜（必要时）或低倍镜（必要时）。先肉眼观察组织切片的大体形态，初步确定镜下观察主要结构的大致部位；然后用低倍镜（物镜 4×、10×）观察组织标本全貌，分清内外、结构层次或组织分布；再转高倍镜观察主要细胞、组织或结构的微细结构。

3. 建立细胞、组织和器官的立体概念　在一张切片上，往往能够观察到细胞和组织不同部位和方向的断面。同一种细胞、组织和器官，通过不同部位和方向的切面，所显示的形态和结构常不相同（见教材图 2－4 所示）。因此，一般要求观察细胞或组织的纵切面与横切面，并尽可能观察不同部位和其他方向的切面（图 2、图 3、图 4）。然后将不同切面的形态

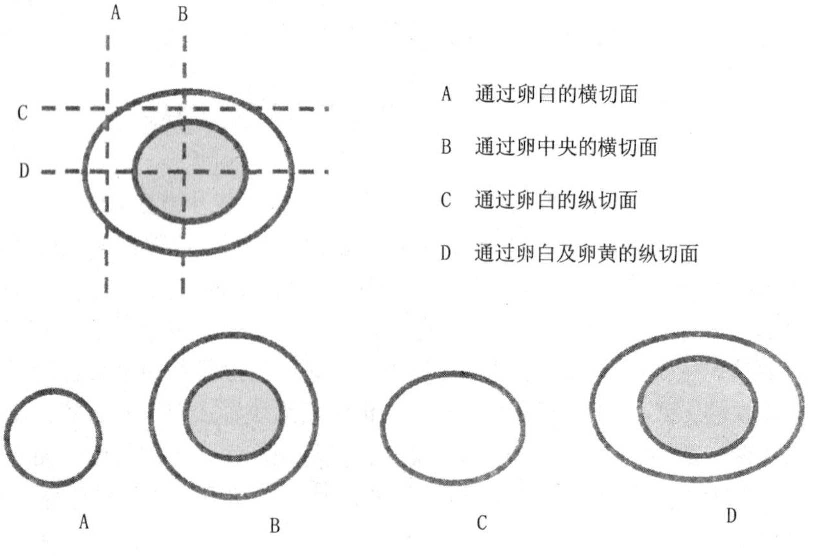

图 2　鸡卵的各种切面观

特点加以分析、综合，获得一个正确而完整的立体形象。一个器官通常只观察一个方向的断面，故要将平面像转化为立体像，更需多加思考。

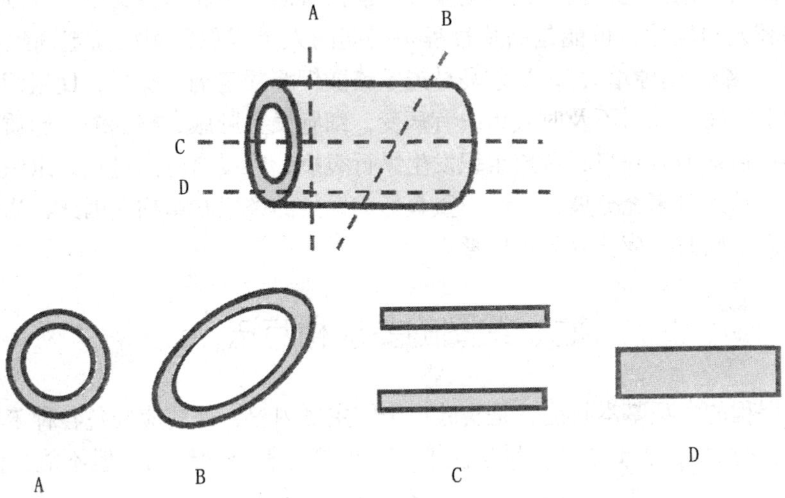

图 3　直的管性结构的各种切面观

A. 管性结构的横断面；B. 管性结构的斜切面；C. 通过管腔的纵切面；D. 通过管腔的横切面

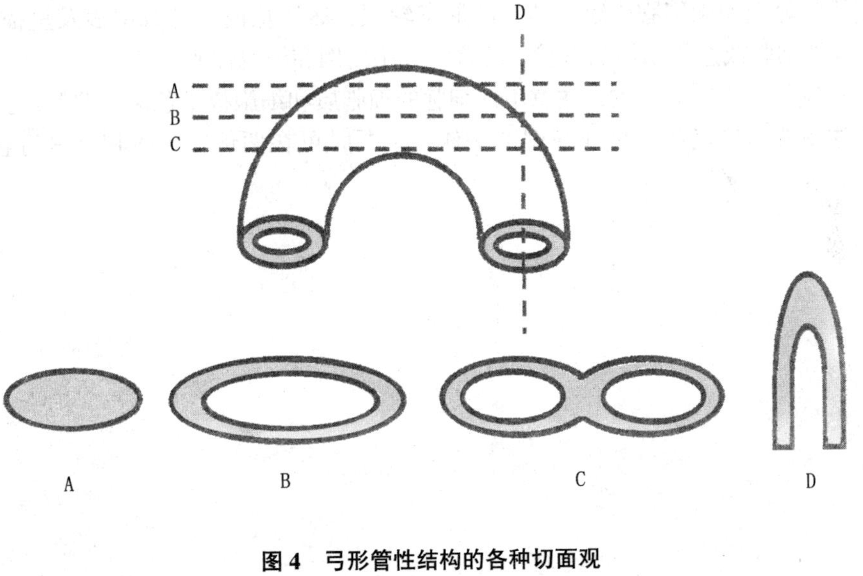

图 4　弓形管性结构的各种切面观

A. 通过管壁的切线断面；B. 通过管腔的横切面；C. 通过管腔的横切面；D. 通过管腔的纵切面

4. 善于运用比较、分析和综合的方法，提高辨认能力　在组织标本中，有些细胞、组织和器官的形态类似，例如中性粒细胞与嗜酸性粒细胞、复层鳞状上皮与变移上皮、致密结缔组织与平滑肌组织、骨骼肌与心肌、淋巴结与脾脏、小肠与结肠、三种唾液腺与胰腺、甲状腺与哺乳期乳腺、子宫增生期与分泌期等，应对其进行认真比较，以掌握各自的结构特点。

5. 理论和实际相联系　有时切片所见与理论描述不完全一致，其原因可能是组织或器官所处的生理状况不同所致，例如腺细胞在分泌前和分泌后，它们的形态往往有改变；可能是取材于动物，动物与人的组织形态或多或少存在差异，例如大白鼠的肥大细胞较人的大，猪的肝小叶界限较人的清楚，狗、猫小肠腺没有潘氏细胞，甲状旁腺无嗜酸性细胞，兔、猫卵巢的间质腺较人的发达；可能是制片过程中引起的人工假像，例如固定剂致使组织变形（细胞形态改变，细胞间隙增大），福尔马林或重铬酸钾等固定剂未除尽，使组织中出现不规则的黑色结晶沉淀物；取材不及时或组织有病变，细胞发生肿胀、核固缩，胞质显空泡，甚至有寄生虫等；切片刀有缺口，造成组织发生纵行裂痕；或浸蜡时间过长，组织脆硬，易产生不规则裂纹；贴片时未充分展开，组织重叠形成深染的条索状结构。因此，当标本出现与理论描述的形态不同时，应认真分析思考。

七、绘图的要求和方法

绘图是本课程的一项基本技能，是实验报告的主要内容，课前应准备各种工具（见实验要求），绘图力求真实，实事求是，科学性第一。可参考教材图绘图，但不能抄图。绘图的程序如下：

1. 在全面、系统观察切片的基础上，选择具有代表性的典型结构。

2. 确定绘图的位置和大小，一般绘图在实验报告上 1/3 纸页处，图幅约占纸页 1/4 ~ 1/6，不宜过大或太小（见绘图格式示例）。

3. 用铅笔轻轻勾画细胞或组织结构的形态轮廓，然后从内向外或由表及里描绘微细结构。注意各种细胞或组织结构的形状、位置、大小比例和染色性质。

4. 着色应与切片所见一致，注意不同细胞的细胞质和细胞核染色深浅的差别。

5. 标注主要结构名称，标线在图的一侧，必要时可在两侧，标线相互平行整齐排列，标线和注字用 HB 铅笔。

绘图格式示例

实验一　（实验名称）绪论、细胞和上皮组织

图

名称：单层柱状上皮图
取材：猫的胃
染色：HE
放大：10×40
日期：2004.10.10

（祝继明）

第二章　细　胞

提示　细胞由细胞膜、细胞质和细胞核构成。光镜下细胞膜难以分辨。HE 染色胞质一般呈嗜酸性，染成红色；但核糖体（游离核糖体或粗面内质网）密集部位呈嗜碱性；胞质中的线粒体、高尔基复合体和中心体等细胞器需特殊染色才能显示，其他细胞器需用电镜才可见到。细胞核主要成分是染色质，呈颗粒状或小块状，着紫蓝色者为异染色质，常染色质则不被染色，光镜下看不见；光镜下辨认细胞的主要根据是细胞核。

一、实验要求

1. 掌握细胞的光镜结构。
2. 了解高尔基复合体和线粒体的光镜结构。
3. 熟悉做实验报告和绘图的方法。

二、重点和难点

重点：细胞核和细胞质的染色性质。

难点：神经细胞胞质尼氏体的辨认。

三、实验内容

（一）神经细胞

取材：猫的脊髓和脊神经节

染色：HE

肉眼观察：标本中央呈椭圆形的是脊髓的横切面，脊髓两侧染色较深的小卵圆形组织为脊神经节。

低倍镜观察：脊神经节内有许多大小不等、圆形的神经细胞，成群排列。选择一处结构清晰的神经细胞，移至视野中央，转高倍镜观察。

高倍镜观察：

1. 神经细胞体积较大，多呈圆形或卵圆形，细胞边界清楚。

2. 细胞核位于细胞中央，大而圆，异染色质少，故着色浅；核仁大而圆。（有的神经细胞未见核，为什么?）

3. 细胞质染色浅红色，内含许多细小紫蓝色颗粒，称尼氏体。（电镜下是什么结构?）

（二）高尔基复合体（示教）

取材：猫的脊神经节

染色：银染法（高尔基复合体含大量类脂质，能使硝酸银还原成银的沉淀，从而显示高尔基复合体的形态和分布）。

高倍镜观察：

1. 细胞核位于细胞中央，大而圆，着色浅。

2. 高尔基复合体散在分布细胞核的周围，染成棕黑色，呈细网状（不同类型细胞的高尔基复合体数量和分布有差别）。

（三）线粒体（示教）

取材：豚鼠的胰腺

染色：铁苏木精

高倍镜观察：

1. 胰腺腺细胞界限不清楚，细胞核着色浅。

2. 线粒体分散在细胞质内，染成深蓝色，呈线状、杆状或粒状（线粒体的形态、大小、数量和分布因细胞种类而异）。

（何爱民　祝继明）

第三章　上皮组织

提示　上皮组织（上皮）的重要结构特点是细胞多且排列紧密，细胞间质很少；覆盖身体外表面和有腔器官的内表面，处在边界位置。根据上皮的分布规律和结构特点，寻找和辨认上皮。单层上皮根据垂直切面的形状命名，并非上皮细胞的整体形状，例如单层柱状上皮侧面观为高柱状，而横切面则为多边形；复层上皮根据表层细胞形状命名，例如表层细胞为扁平状，称复层扁平上皮。不同部位和方向的上皮切面，所显示的形状和结构常不相同。因此，应建立上皮的立体形态，才能辨认各类上皮。

一、实验要求

1. 掌握单层柱状上皮、假复层纤毛柱状上皮和复层扁平上皮的结构。
2. 了解变移上皮的结构。

二、重点和难点

重点：单层柱状上皮、假复层纤毛柱状上皮和复层扁平上皮的结构特点。
难点：复层扁平上皮与变移上皮的区别；单层柱状上皮的横切面和切线断面观。

三、实验内容

（一）单层柱状上皮

取材：猫的小肠

染色：HE

肉眼观察：标本为小肠横切面，管腔面有许多细小的突起，突起的内表面为单层柱状上皮所在的部位。

低倍镜观察：找到小肠的腔面，可见许多细长的突起，其表面被覆单层柱状上皮。选择结构清晰的单层柱状上皮垂直切面，移至视野中央，转高倍镜观察。

高倍镜观察：上皮细胞呈高柱状，排列紧密而整齐。核呈椭圆形，染成蓝色，位于细胞的基底部。胞质染成粉红色。上皮的基底面与深部的结缔组织相连。（有的部位可见一片六边形的无核细胞，是什么原因？）

（二）复层扁平（鳞状）上皮

取材：狗的食管

染色：HE

肉眼观察：标本为食管横切面，管腔呈不规则形，靠近腔面呈紫色的即为复层扁平上皮。

低倍镜观察：复层扁平上皮由多层细胞构成，各层细胞形状不一。上皮与深面结缔组织交界处的基膜，起伏不平。

高倍镜观察：从基底面向腔面（游离面）观察各层细胞的形态。

1. 基底层　位于基膜上，由一层矮柱状细胞组成。细胞核染色较深，呈卵圆形，胞质少，细胞界线不清。

2. 中间层　位于基底层之上，由数层多边形细胞组成。细胞核较大，呈圆形。

3. 表层　位于上皮的浅面，由数层扁平细胞组成。细胞核小，呈梭形。

（三）变移上皮

取材：猴的膀胱

染色：HE

肉眼观察：标本是空虚状态的膀胱。着紫蓝色的一侧为膀胱腔面的变移上皮。

低倍镜观察：变移上皮由多层细胞构成，各层细胞形态不一。基膜不明显，上皮表面与基底面平行。

高倍镜观察：从基底面向腔面观察各层细胞的形态。

1. 基底层　位于基膜上，由一层矮柱状细胞组成。

2. 中间层　位于基底层上，由数层不规则的多边形细胞组成。

3. 表层　位于上皮的浅面，由一层大立方形细胞组成，有的细胞内有两个核。靠近表面的细胞质染成深红色。（当膀胱扩张充盈时，上皮的形态会有何改变？）

（四）假复层纤毛柱状上皮

取材：狗的气管

染色：HE

肉眼观察：标本为气管横切面，腔面有一薄层紫蓝色组织，此为假复层纤毛柱状上皮。

低倍镜观察：假复层纤毛柱状上皮的细胞核位置高低不一，似复层上皮。基膜明显，选择杯状细胞较多的部位，转高倍镜观察。

高倍镜观察：要求辨认柱状细胞和杯状细胞。

1. 柱状细胞　数量最多。游离面达到腔面，且有一排细长而整齐的纤毛。核呈卵圆形，位于细胞中部。

2. 杯状细胞　散在于其他细胞之间，形似高脚酒杯。游离面达到腔面，细胞上部宽大，被染成淡蓝色或空泡状（粘原颗粒被溶解所致），底部细窄，其内有三角形的细胞核，染色较深。

3. 梭形细胞和锥形细胞　不要求分辨。

（张晓东　祝继明）

第四章　结缔组织

提示　结缔组织的重要结构特点是细胞少，散在分布在大量的细胞间质内，细胞间质由纤维和基质组成。HE染色细胞类型难辨认，胶原纤维和弹性纤维不易区分，不能显示网状纤维，基质溶解成空隙。纤维较少，排列稀疏的为疏松结缔组织，纤维多且排列致密的为致密结缔组织。脂肪组织主要由大量群集的脂肪细胞构成。

一、实验要求

1. 掌握结缔组织的结构特点。
2. 了解脂肪组织的结构。

二、重点和难点

重点：结缔组织的结构特点。
难点：胶原纤维与弹性纤维的区别。

三、实验内容

（一）疏松结缔组织

取材：狗的胃底

染色：HE

肉眼观察：染成紫蓝色的为腔面的粘膜层，另一面染成红色的是肌层，两层之间着色浅的区域即疏松结缔组织。

低倍镜观察：纤维排列疏松，细胞核散在分布，它们之间有较多的空隙，为基质所在。

高倍镜观察：

1. 胶原纤维染成红色，粗细长短不等，有各种断面，量多，其间夹有弹性纤维，呈浅红色，不必分辨。
2. 细胞分散在纤维之间，核多为梭形或卵圆形，染色深，细胞类型难以区分。

（二）不规则的致密结缔组织

取材：人的掌皮

染色：HE

肉眼观察：染成紫红色的是角化的复层鳞状上皮，其深面着红色的是致密结缔组织。

低倍镜观察：纤维被染成红色，排列紧密。

高倍镜观察：胶原纤维多且粗而密，有各种断面，其间有弹性纤维，不必区分。

（三）脂肪组织

取材：人的掌皮

染色：HE

肉眼观察：标本着色最浅的部位为脂肪组织。

低倍镜观察：脂肪组织被疏松结缔组织分隔成若干小叶，小叶内有成团的空泡状脂肪细胞。

高倍镜观察：脂肪细胞很大，呈圆形或多边形，胞质内含一大空泡（因制片时脂滴被溶解），胞质极少，在空泡的周围，难以辨认。核被挤到细胞一侧，呈半圆形，大多数脂肪细胞未切到细胞核。

（四）成纤维细胞和巨噬细胞（示教）

取材：兔的肠系膜铺片

染色：HE（活体注射苔盘蓝入腹腔）

高倍镜观察：

1. 成纤维细胞　细胞大，有多个突起，细胞边缘不清楚。核较大，呈卵圆形，染色浅。

2. 巨噬细胞　细胞形状不定，呈圆形、卵圆形或不规则形，边界较清楚；胞质嗜酸性，内含大小不等的蓝色苔盘蓝染料颗粒和空泡；核常偏位，较小，染色较深。

（五）肥大细胞（示教）

取材：兔的肠系膜铺片

染色：酒精硫堇法

高倍镜观察：肥大细胞成群分布于小血管附近，细胞较大，呈圆形或卵圆形，核居中，小而圆，着色浅，胞质充满粗大的紫红色分泌颗粒（因颗粒易溶于水，故HE染色难以辨认）。

（廖鸿纯　祝继明）

第五章 软骨和骨

提示 软骨组织简称软骨，主要由软骨细胞和大量的细胞间质组成，有的软骨表面有软骨膜。软骨分为透明软骨、弹性软骨和纤维软骨，三种软骨的主要区别是细胞间质的纤维类型。软骨细胞所在的腔隙称软骨陷窝，陷窝的壁称软骨囊，嗜碱性强。透明软骨的软骨细胞分布有规律，周边和中央不同。骨组织由细胞和钙化的细胞间质组成，有4种细胞，骨细胞位于骨组织内，有许多的细长突起，胞体所在的腔隙称骨陷窝，突起所在的腔隙称骨小管。细胞间质由成层排列的胶原纤维、少量基质和骨盐构成，呈薄板状，称骨板。长骨密质骨主要由哈弗斯系统（骨单位）构成，哈弗斯系统由中央的哈弗斯管（中央管）和呈同心圆排列的哈弗斯骨板组成。

一、实验要求

1. 掌握透明软骨的结构。
2. 掌握哈弗斯系统的结构。
3. 了解成骨细胞和破骨细胞的结构特点。

二、重点和难点

重点：透明软骨的结构，哈弗斯系统的结构。

难点：软骨陷窝和软骨囊的辨认，骨板、骨陷窝和骨小管的辨认。

三、实验内容

（一）透明软骨

取材：狗的气管

染色：HE

肉眼观察：标本为气管的横切面，其中有蓝色的“C”字形为透明软骨。

低倍镜观察：找到蓝色的透明软骨。

1. 软骨膜 位于软骨表面，由致密结缔组织构成。

2. 软骨细胞间质 染成蓝色，深浅不一（由于基质中嗜碱性的硫酸软骨素分布不均），胶原原纤维不能分辨（为什么?）。

3. 软骨细胞 软骨周边较小，梭形，单个分布，与软骨表面平行排列；中央的软骨细胞较大，呈圆形或椭圆形，成对或成群分布。

高倍镜观察：

1. 软骨囊 为软骨细胞周围呈环形的基质，嗜碱性强，染色较深。

2. 软骨细胞 生活状态的软骨细胞充满于整个软骨陷窝，经脱水后，细胞收缩，因此细胞与软骨囊之间出现空白间隙，即为陷窝的一部分，软骨细胞因收缩而变为星形。

（二）密质骨

取材：人的长骨干（置于5%～10%硝酸中浸泡，除去钙盐）

染色：硫堇－苦味酸法

肉眼观察：一块组织显条纹状是纵切面，观察另一块横切面。

低倍镜观察：

1. 骨单位　是许多层呈同心圆状的结构，中央是中央管，围绕中央管呈同心圆排列的是哈弗斯骨板。相邻骨板深浅不相同，可以辨认。

2. 间骨板　位于骨单位之间，是大小不等、排列不规则的骨板。

高倍镜观察：

1. 骨陷窝　位于骨板之间或骨板内的小腔隙，即骨陷窝。单个分散排列，着紫褐色。

2. 骨小管　从骨陷窝向四周伸出的许多放射状小管，着紫褐色，相邻的骨小管相互连接。

（三）成骨细胞和破骨细胞（示教）

取材：胎儿指骨

染色：HE

高倍镜观察：

1. 成骨细胞　位于成骨区新生骨组织表面，似单层上皮样排列在骨组织表面，细胞多呈矮柱状，胞质嗜碱性。细胞核大而圆，位于远离骨表面的一端。

2. 破骨细胞　数量少，位于骨组织的凹陷处，细胞体积较大，呈不规则形，有多个细胞核，胞质嗜酸性。

（陈晏）

第六章　血液和血细胞发生

提示　血液由血浆和血细胞组成，血细胞分为红细胞、白细胞和血小板。红细胞数量最多，呈双凹圆盘状，无核，无细胞器，胞质充满嗜酸性的血红蛋白。白细胞根据胞质有无特殊颗粒分为有粒白细胞和无粒白细胞两类。有粒白细胞分为中性粒细胞、嗜酸性粒细胞和嗜碱性粒细胞三种，它们的主要区别是特殊颗粒嗜色性、大小和分布。无粒白细胞分为淋巴细胞和单核细胞，胞质内无特殊颗粒，但有嗜天青颗粒，这两种细胞主要的区别是细胞大小、核的形状和染色深浅、胞质的多少和染色强弱。

一、实验要求

1. 掌握红细胞、中性粒细胞和淋巴细胞的光镜结构。
2. 熟悉嗜酸性粒细胞、嗜碱性粒细胞、单核细胞和血小板的光镜结构。

二、重点和难点

重点：红细胞、中性粒细胞和淋巴细胞的光镜结构。

难点：中性粒细胞和嗜酸性粒细胞的区别，嗜碱性粒细胞的辨认。

三、实验内容

（一）血液（涂片）

取材：人的外周血

染色：瑞特染色（Wright staining）（瑞特染液用美蓝和伊红混合配制而成，其中部分美蓝氧化成天青。染色后，对碱性染料美蓝有亲和力的结构呈蓝色；对酸性染料伊红有亲和力的结构呈红色；对天青有亲和力者呈紫红色；对酸性和碱性染料没有较强的亲和力者则着色轻微，呈淡红色或淡紫色。）

低倍镜观察：低倍镜下找到血膜，可见大部分是红色无核的红细胞，其中散布少量有核的白细胞，选择细胞分布均匀且白细胞较多的部位，转高倍镜观察。

高倍镜观察：辨认红细胞、各种白细胞及血小板。

1. 红细胞　圆形无核，橙红色，中央着色较边缘浅（为什么?）。

2. 中性粒细胞　圆形，比红细胞大，胞质呈淡红色，内含淡紫色的细小颗粒，分布均匀。核分叶，常为2~3个叶，叶间有染色质丝相连，染成蓝色。

3. 嗜酸性粒细胞　数目较少，较中性粒细胞大，胞质呈淡红色，内含粗大的橘红色颗粒，分布均匀而密集。核多为2叶，染成紫蓝色。

4. 嗜碱性粒细胞　数量极少，很难找到。胞质内含大小不等的蓝色颗粒，分布不匀，常遮盖核。核呈“S”形或不规则形，着色浅。（不必找到）

5. 淋巴细胞　以小淋巴细胞居多，其直径近似红细胞，核呈圆形，一侧稍有凹陷，染成深紫色，占细胞的大部。胞质少，呈一窄环围绕核，染成浅蓝色，有时含少量紫红色的嗜天青颗粒，中等大的淋巴细胞胞质较多，核染色浅。

6. 单核细胞　体积最大，数量较少，核呈肾形与马蹄铁形，染色较浅；胞质较多，染成灰蓝色，内含较多细小的嗜天青颗粒。

7. 血小板　体积最小，直径约为红细胞的 1/3，成群分布在血细胞之间，呈不规则形，胞质染成浅蓝色，中央含紫色的血小板颗粒。

油镜观察：必要时使用。

（二）网织红细胞（示教）

取材：人的外周血

染色：煌焦油蓝法

油镜观察：红细胞内有蓝色的细网或颗粒（电镜下为何结构?）。

（谭峰　祝继明）

第七章 肌组织

提示 肌组织主要由肌细胞（肌纤维）组成。光镜下，骨骼肌纤维和心肌纤维可见明暗相隔的横纹，横纹的形成是由于肌细胞内的每条肌原纤维有相间排列的明带（I带）和暗带（A带），而且各条肌原纤维的I带和A带都整齐排列在同一平面上。I带中央有一条色深的Z线，相邻两条Z线之间的一段肌原纤维称肌节。骨骼肌纤维和心肌纤维的主要区别是细胞的形态、核的数目和位置、横纹显示状况和有无闰盘等。

一、实验要求

1. 掌握骨骼肌纤维、心肌纤维和平滑肌纤维的光镜结构。
2. 了解闰盘的光镜结构。

二、重点和难点

重点：骨骼肌纤维、心肌纤维和平滑肌纤维的辨认。

难点：骨骼肌纤维与心肌纤维的区别；平滑肌纤维与致密结缔组织的区别。

三、实验内容

（一）骨骼肌

取材：狗的肋间肌

染色：HE

肉眼观察：标本上有两块组织，长条形的为纵切面，椭圆形的为横切面。只观察纵切面。

低倍镜观察：肌细胞呈长带状，平行排列。由于肌细胞很长，标本中往往不能见到其两端。每条肌细胞的两边染色较深者为肌膜（实际上还包括紧贴肌膜的肌细胞基膜）。肌膜下有许多卵圆形或细长的核呈纵向排列，肌细胞内有明暗相间的横纹。肌纤维之间结缔组织很少，要求能分辨出一条肌纤维的两侧边界。

高倍镜观察：（适当降低聚光器，使视野调暗）每条肌原纤维都由着色深浅不同的区域交替排列，而且处在同一平面上，致使整个肌纤维显出着色深浅不同的横纹。暗带为深红色，明带着色浅，其内有一条染色稍深的细线即Z线。

（二）心肌

取材：羊的心脏

染色：HE

肉眼观察：标本为心壁的一部分，绝大部分着色较红，为心肌。

低倍镜观察：由于心肌纤维排列方向不一致，标本上可见其纵、横、斜等切面，故要全面观察，选择典型的纵切面观察，心肌纤维呈带状，有分支且相互吻合成网。

高倍镜观察：注意与骨骼肌纤维相区别。

1. 大小和形状　较骨骼肌纤维细而短，分支吻合成网。

2. 横纹　不及骨骼肌明显。

3. 细胞核　位于肌纤维的中央，较大，圆形或卵圆形，核两端胞浆较多，故在切面中呈浅染区。部分细胞可见双核。

4. 闰盘　为横过心肌纤维的深红色直线或阶梯状线，是心肌细胞两端相连接的结构。HE 染色切片中闰盘不太清晰。

（三）平滑肌

取材：猫的空肠

染色：HE

肉眼观察：肠腔面有许多小突起，着紫蓝色者为粘膜，外层染成红色者是平滑肌。

低倍镜观察：平滑肌组织染色较其附近的结缔组织红。平滑肌组织较厚，因排列方向不同而呈现两种不同的断面，内层较厚，其平滑肌呈长条形，是平滑肌的纵切面，外层较薄，平滑肌呈小圆形或多边形，是平滑肌的横切面。

高倍镜观察：注意与致密结缔组织区别。

1. 平滑肌细胞的纵切面　呈梭形，相邻的肌细胞彼此交错嵌合，细胞质染成红色，呈均质状，无肌原纤维，无横纹。核位于细胞中央，呈杆状，着色较浅。

2. 平滑肌的横切面　呈大小不等的圆形镶嵌图像，在较大的肌纤维切面中央可见圆形的核，小的切面不见核（为什么?）。

（四）闰盘（示教）

取材：羊的心脏

染色：铁苏木精

高倍镜观察：着深蓝色，呈直线或阶梯状，较粗，与心肌纤维长轴垂直。

（陈晏）

第八章　神经组织

提示　神经组织由神经元（神经细胞）和神经胶质细胞组成。神经元包括胞体和突起两部分，胞体的结构特点是胞质含有嗜碱性的尼氏体和神经原纤维（用特殊染色显示）；核大而圆，染色浅，核仁明显。突起分轴突和树突，轴突只有一根，细长，直径均一，无尼氏体，有神经原纤维；树突有1至多个，短，分支多，有尼氏体和神经原纤维。神经纤维由神经元长轴突及包绕周围的胶质细胞构成，分为有髓神经纤维和无髓神经纤维两种。周围神经系统的有髓神经纤维由施万细胞包绕，并形成髓鞘；一个施万细胞包绕一段轴突，这段结构称结间体；相邻的结间体连接处无髓鞘，轴膜裸露，称郎飞结。施万细胞最外面的一层细胞膜与基膜相贴，合称神经膜。周围神经系统中，若干神经纤维集合在一起，外面被结缔组织包裹，称神经纤维束，分布在器官、组织内。

一、实验要求

1. 掌握神经元胞体的结构特点。
2. 掌握有髓神经纤维的结构。
3. 了解神经纤维束的结构。

二、重点和难点

重点：多极神经元的结构、有髓神经纤维的结构。

难点：轴丘的辨认和神经纤维束的辨认。

三、实验内容

（一）多极神经元

取材：猫的脊髓

染色：HE

肉眼观察：脊髓横切面为椭圆形。灰质居中，染色深，呈H形或蝴蝶形，白质在灰质的周围，着色浅。灰质的两个前角较粗短，两个后角较细长。

低倍镜观察：辨认白质和灰质及灰质的前角和后角。前角中有许多体积较大的细胞，着蓝色，是前角多极神经元的胞体。后角的神经细胞较小。

高倍镜观察：前角多极神经元属于运动神经元。选择一个突起较多而且有核的多极神经元观察。

1. 胞体　大，呈多角形；核位于胞体中央，大而圆，染色浅，常呈空泡状，核仁明显，圆而大。胞质内有许多蓝色块状的尼氏体。

2. 突起　数个，多为树突。树突从胞体发出时粗大，逐渐变细。轴突自胞体发出处的胞质呈圆锥形，呈浅红色，无尼氏体，称轴丘。

（二）有髓神经纤维

取材：猫的坐骨神经

染色：HE

肉眼观察：标本上有两块组织，长条状的是神经的纵切面，圆形的是横切面。只观察神经的纵切面。

低倍镜观察：许多神经纤维平行排列，由于排列紧密，每条神经纤维界限不易辨认。神经纤维之间有极少量结缔组织。

高倍镜观察：观察有髓神经纤维纵切面的结构。选择一条具有郎飞结的神经纤维仔细辨认。

1. 郎飞结　为两个神经膜细胞相邻处，此处无髓鞘，只有轴突，呈“⺦”状。

2. 轴突　位于神经纤维的中轴，为一条紫红色的线。

3. 髓鞘　位于轴突两侧，呈红色的网状结构。（制片过程中髓鞘的类脂质被溶解，为残留的网状蛋白质）。

4. 神经膜　位于髓鞘两侧，为红色的细线，有些部位可见施万细胞核，呈梭形，染色较浅。

（三）神经原纤维（示教）

取材：猫的脊髓

染色：Cajal's 浸银法

高倍镜观察：脊髓前角多极神经元的胞体和突起染成棕黄色，核居中，呈空泡状，胞体和突起内均有棕褐色的细丝，为神经原纤维。

（四）神经纤维束（示教）

取材：猴的膀胱

染色：HE

高倍镜观察：神经纤维束外周被结缔组织包绕，称神经束膜，其内有若干细小的神经纤维断面，一般为无髓神经纤维。

（王德望　祝继明）

第九章　循环系统

提示　器官由若干组织按一定规律组合而成，人体器官可分为管腔性（中空性）器官和实质性器官两类。管腔性器官管壁的结构是分层的，除消化管管壁分为四层外，一般分为三层，应从腔面向外逐层观察；实质性器官则分为被膜、实质（执行主要功能的部分）和间质（指结缔组织以及其中的血管、神经、淋巴管等）三部分，应自外（被膜）向内进行观察。

心血管系统除毛细血管外，心脏和血管均分为三层，心壁主要由心肌构成；大动脉为弹性动脉，其结构特点是有许多层弹性膜和弹性纤维；中、小动脉为肌性动脉，其结构特点是平滑肌丰富；静脉主要成分是结缔组织，腔大壁薄；毛细血管管径最细，主要由内皮和基膜组成。

一、实验要求

1. 掌握心壁的结构。
2. 掌握大、中、小动脉的结构特点。
3. 掌握毛细血管的结构。
4. 熟悉静脉与动脉的结构区别。

二、重点和难点

重点：心壁，大、中、小动脉的结构特点及毛细血管的结构。

难点：心内膜与心外膜的区别，弹性膜和毛细血管的辨认。

三、实验内容

（一）中动脉

取材：狗的股动脉和股静脉

染色：HE

肉眼观察：标本中有两个较大的血管横切面。管壁较厚、管腔较小而圆的是中动脉。管壁较薄，管腔较大而不规则的是中静脉。观察中动脉。

低倍镜观察：管壁分三层，界限清楚，由腔面向外观察。

1. 内膜　很薄。以一层亮红色波浪状的内弹性膜与中膜分界。

2. 中膜　最厚。主要由环行平滑肌组成。

3. 外膜　厚度近似中膜，着色较浅，主要由结缔组织组成。外膜与中膜交界处有外弹性膜。

高倍镜观察：

1. 内膜　可分为三层。

（1）内皮：一层内皮细胞排列在腔面，并突向管腔，胞质不清楚。切片上内皮常部分脱落。

（2）内皮下层：位于内皮下方，很薄，含胶原纤维和弹性纤维，不易分辨。内皮下层的最外侧为内弹性膜，呈波浪状（血管平滑肌收缩所致），红色，折光性强。

2. 中膜　平滑肌纤维环行排列，核呈椭圆形，色稍浅。肌纤维之间有弹性纤维和胶原纤维（不易分辨）。

3. 外膜　与中膜相连处为外弹性膜，呈波浪形，着浅红色。外膜的结缔组织中所含胶原纤维多为纵行，还有营养小血管的断面。

（二）大动脉

取材：狗的主动脉

染色：HE

肉眼观察：管腔大而圆。

低倍镜观察：可分为三层，但分界不明显。

1. 内膜　最薄。染色较浅，与中膜分界不明显。

2. 中膜　最厚。主要由数十层环行排列的弹性膜组成。

3. 外膜　较薄，由结缔组织构成。

高倍镜观察：

1. 内膜　可分为两层。

（1）内皮：仅见核突向管腔，常有部分内皮细胞脱落。

（2）内皮下层：较中动脉厚，为疏松结缔组织，其外侧是内弹性膜，与中膜的弹性膜相连，故与中膜无明显的界限。

2. 中膜　有大量的弹性膜，呈波浪形，着粉红色，折光性强，其间夹有环行的平滑肌纤维，其核呈杆状。

3. 外膜　外膜弹性膜不明显，结缔组织中含营养血管和神经的断面。

（三）小动脉和小静脉

取材：食管

染色：HE

肉眼观察：标本是食管的横切面，管腔内表面呈紫蓝色的为复层鳞状上皮，外周呈红色者是肌层，两者之间着色浅者为结缔组织，在该处找小动脉和小静脉观察。

低倍镜观察：寻找伴行的小动脉和小静脉的横切面观察。小动脉管壁厚，管腔小而圆；小静脉管壁薄，管腔大而不规则，常有许多血细胞。

高倍镜观察：

1. 小动脉

（1）内膜：内皮细胞核突入腔内，内弹性膜明显（较小的小动脉，内弹性膜常不明显）。

（2）中膜：主要由数层环行排列的平滑肌组成。

（3）外膜：由结缔组织构成，与器官内的结缔组织相连接，无外弹性膜。

2. 小静脉

（1）内膜：很薄，仅见一层内皮，内皮下层不明显。

（2）中膜：1～3层平滑肌纤维。

（3）外膜：薄，与周围结缔组织不易区别。

（四）心脏

取材：羊的心脏

染色：HE

肉眼观察：标本为心室壁的一部分，一侧平整为心外膜。

低倍镜观察：心壁可分为三层，以心肌膜最厚。注意心内膜与心外膜的区别，心内膜的结缔组织中有染色浅、体积大的浦肯野纤维（束细胞），心外膜薄，结缔组织中常可见脂肪组织和神经纤维束断面。

高倍镜观察：

1. 心内膜

（1）内皮：胞核呈扁圆形，胞质不明显。

（2）内皮下层：较明显，由结缔组织构成，靠近心肌膜的结缔组织内。有的部位含浦肯野纤维，直径较心肌纤维粗，胞质丰富，呈浅红色，核居中央，1～2个，横纹不明显。

2. 心肌膜　主要由心肌构成，由于肌纤维呈螺旋状排列，故可见心肌纤维纵、横、斜等各种切面。其间有丰富的毛细血管和少量的结缔组织。

3. 心外膜　由外表面的间皮（常脱落）和间皮下薄层结缔组织构成，其中含血管、神经纤维束，并常有脂肪组织。

（五）毛细血管

取材：羊的心脏

染色：HE

低倍镜观察：在心肌膜寻找心肌的纵切面和横切面，由于毛细血管顺心肌行走方向排列，故毛细血管的纵切面应在心肌纵切面之间观察，而毛细血管横切面则在心肌横切面之间观察。

高倍镜观察：

1. 毛细血管纵切面　管径小，管腔只可容纳1～2行血细胞。管壁薄，主要由一层内皮构成，其核呈杆状，顺血管长轴排列。

2. 毛细血管横切面　管壁由1～2个内皮细胞围成，内皮细胞因收缩致使内皮细胞核突入管腔，腔内常有1～2个血细胞。

（张晓东　祝继明）

第十章 免疫系统

提示 免疫系统由淋巴器官（胸腺、骨髓为中枢淋巴器官，淋巴结、脾和扁桃体为外周淋巴器官）、淋巴组织和免疫细胞（主要是淋巴细胞）等组成。淋巴组织以网状组织为支架，网孔充满大量淋巴细胞和其他免疫细胞，淋巴组织分为弥散淋巴组织和淋巴小结两类。以淋巴组织为主构成的器官称淋巴器官。淋巴结实质分为皮质和髓质两部分，皮质由浅层皮质、副皮质区和皮质淋巴窦组成；髓质由髓索和髓质淋巴窦组成。脾实质由白髓、红髓和边缘区构成，白髓由动脉周围淋巴鞘和淋巴小结组成；红髓由脾索和脾窦组成；白髓与红髓交界处为边缘区。

一、实验要求

1. 掌握淋巴结和脾的结构。
2. 了解胸腺的结构。

二、重点和难点

重点：弥散淋巴组织和淋巴小结的辨认，淋巴结和脾的结构。
难点：淋巴窦、动脉周围淋巴鞘和脾窦的辨认。

三、实验内容

（一）淋巴结

取材：猫的淋巴结

染色：HE

肉眼观察：淋巴结的纵切面呈椭圆形，为实质性器官，表面染成红色是被膜，被膜下着深蓝色者为皮质，中央部分着浅蓝色者为髓质，有的标本在一侧有凹陷而无皮质结构，即淋巴结门。

低倍镜观察：

1. 被膜和小梁 表面为薄层致密结缔组织构成的被膜，被膜组织伸入实质成为小梁，各切面的小梁被染成红色，其中可见血管断面。

2. 皮质 位于被膜深面，在实质的周围。

(1) 淋巴小结：是由密集的淋巴组织构成的圆形或椭圆形结构，呈单层排列，分布于皮质浅层。淋巴小结的周围部着色较深，中央部着色较浅，为生发中心的明区。

(2) 副皮质区：分布于皮质深层的弥散淋巴组织，其边界不明显。

(3) 皮质淋巴窦（皮窦）：分布于被膜与淋巴小结之间以及淋巴小结与小梁之间。

3. 髓质 位于皮质深层，与皮质无明显界限。

（1）髓索：由相互连接呈条索状的淋巴组织构成，粗细不等。

（2）髓质淋巴窦（髓窦）：分布于髓索与髓索之间以及髓索与小梁之间。髓窦较大，着色较浅，易于分辨。

高倍镜观察：

1. 皮质

（1）淋巴小结：周围部为密集的小淋巴细胞，核小，染色较深，胞质不明显。中央生发中心的明区内主要由网状细胞、巨噬细胞和幼稚的大淋巴细胞等组成（不必区分），故着色较浅。

（2）副皮质区：主要由小淋巴细胞组成。

2. 髓质　髓索断面由较密集淋巴组织构成。髓窦窦壁的内皮细胞紧贴髓索和小梁表面，窦内可见呈星形的网状细胞，核为圆形，着色浅，核仁明显。巨噬细胞较大，呈卵圆形或不规则形，核较小，染色较深，胞质较多，染成红色。有的细胞质内含吞噬物。

（二）脾脏

取材：人的脾脏

染色：HE

肉眼观察：标本的一侧表面有染成红色的被膜。被膜下是实质，大部分呈红紫色是红髓；其中散在分布的蓝色团块状或条索状结构是白髓。

低倍镜观察：

1. 被膜和小梁　被膜由较厚的致密结缔组织构成，其结缔组织伸入实质形成小梁，其中可有血管断面。

2. 白髓　染成深蓝色，由密集淋巴组织构成，散在分布，呈圆形或条索状。

3. 红髓　分布于白髓中间，由脾索和脾窦构成，脾索染成红色，呈条索状，脾索之间的狭窄空隙为脾窦，内有大量的红细胞（由于制片过程冲洗血液，故呈裂隙状）。

高倍镜观察：

1. 被膜和小梁　被膜的致密结缔组织中含弹性纤维和平滑肌纤维。被膜表面覆盖间皮（部分已脱落）。实质中有小梁的各种断面，其内有时可见管腔较大的小梁动脉或小梁静脉的断面。

2. 白髓

（1）动脉周围淋巴鞘：是围绕中央动脉周围的弥散淋巴组织，呈长筒状（纵切面）或圆圈状（横切面），其中间的中央动脉管壁的内膜有内皮和内弹性膜，中膜有 1～2 层平滑肌环绕。

（2）脾小结（淋巴小结）：常位于动脉周围淋巴鞘的一侧，脾小结内可常有中央动脉分支的断面，并有生发中心。

3. 红髓

（1）脾窦（血窦）：为不规则的腔隙，窦壁内皮细胞紧贴脾窦，含核的胞体向窦腔内隆起。

（2）脾索：位于脾窦之间，呈不规则条索状，主要由淋巴组织构成，其内还含许多血细胞，不必分辨。

（三）胸腺（示教）

取材：猴的胸腺

染色：HE

高倍镜观察： 胸腺小叶周边为皮质，染色深，主要由大量密集的淋巴细胞（胸腺细胞）和少量胸腺上皮细胞组成；中央为髓质，染色浅，主要由少量的淋巴细胞和大量的胸腺上皮细胞组成，其内分布许多胸腺小体，为胸腺髓质特征性结构，由同心圆排列的胸腺上皮细胞组成，中央的细胞退化，结构不清。

（何爱民　祝继明）

第十一章　皮　肤

提示　皮肤由表皮（为角化的复层扁平上皮）和真皮（为致密结缔组织）构成。厚的表皮由基底层、棘层、颗粒层、透明层和角质层组成。角质层由多层角质细胞组成，为干硬的死细胞，无核，无细胞器，胞质充满嗜酸性的角蛋白。真皮分为浅层的乳头层和深面的网织层。皮肤附属器有毛、皮脂腺和汗腺。包在毛根周围的上皮组织和结缔组织称毛囊，毛根和毛囊的下端结合成膨大的结构称毛球，毛球底面内凹，富含毛细血管和神经的结缔组织突入其中，称毛乳头。皮脂腺和汗腺属外分泌腺，由分泌部和导管部组成。

一、实验要求

1. 掌握皮肤的结构。
2. 了解毛、皮脂腺和汗腺的结构。

二、重点和难点

重点：皮肤的组成，表皮的分层。

难点：表面透明层的辨认，汗腺的分泌部和导管部的区别，毛囊的辨认。

三、实验内容

（一）掌皮

取材：人的掌皮

染色：HE

肉眼观察：标本的一侧表面染成红色及其深面染成蓝色者为表皮，另一侧色浅，呈网状者是皮下组织，两者之间染成粉红色的为真皮。

低倍镜观察：分辨表皮、真皮和皮下组织。

1. 表皮　为角化的复层鳞状上皮。表面染成红色，很厚的是角质层，上皮与真皮交界处凹凸不平。

2. 真皮　位于表皮下方，可分为两层。

(1) 乳头层：紧靠表皮，薄，由结缔组织构成。此层组织向表皮基底面凸出形成许多乳头状隆起，称为真皮乳头。

(2) 网织层：在乳头层下方，较厚，由致密结缔组织构成。此层与乳头层无明显界限。

3. 皮下组织（浅筋膜）　位于网织层的深面，由疏松结缔组织和脂肪组织构成。此层与网织层无明显界限，有时可见体积大、扁平细胞呈同心圆排列的环层小体。

高倍镜观察：主要观察表皮的分层及汗腺的结构。

1. 表皮　由基底层向表面观察。

（1）基底层：为一层矮柱状的基底细胞，胞质嗜碱性较强。

（2）棘细胞层：为数层多边形细胞，界限清楚。

（3）颗粒层：为2～3层梭形细胞，胞质内含许多大小不一的紫蓝色颗粒，称为透明角质颗粒。

（4）透明层：很薄，浅红色，细胞核消失，胞质呈浅红色均质状，细胞界限不清。

（5）角质层：位于表面，很厚。由许多层界限不清的角质细胞构成，无核，胞质呈红色均质状。此层内有螺旋状的汗腺导管穿行，故呈现一连串的腔隙。

2. 真皮

（1）真皮乳头：由结缔组织构成，其内有毛细血管断面。

（2）汗腺：单管腺，由分泌部和导管部组成。分泌部位于真皮的深层或皮下组织内，由于分泌部盘绕成团，故切面上成群存在。其管径较粗，由单层矮柱状上皮围成，腺细胞染色较浅。导管管径较细，由两层立方上皮细胞构成，细胞小，胞质嗜碱性，染色深。

（二）头皮

取材：人的头皮

染色：HE

肉眼观察：标本一侧为薄层蓝紫色的是表皮，表皮下方较厚染成红色的是真皮，其中有蓝紫色斜行的是毛囊。真皮深面染色浅的是皮下组织。

低倍镜观察：分辨表皮、真皮和皮下组织。

1. 表皮　较薄，由角化的复层鳞状上皮组成。角质层和颗粒层很薄，无透明层。

2. 真皮　较厚，由结缔组织构成。其内有皮脂腺、汗腺、毛囊及立毛肌。

3. 皮下组织　为大量脂肪组织，可有毛囊和汗腺。

高倍镜观察：主要观察毛囊、毛球、皮脂腺。

1. 毛囊　毛囊的纵切面观察。毛囊包裹着毛根，分为两层，内层由数层上皮细胞构成，外层由致密结缔组织构成，与真皮组织无明显分界。毛根由数层含黑色素的角化上皮细胞构成。

2. 毛球　是毛根和毛囊下端结合形成的膨大部分，毛球基底部凹陷，有结缔组织突入其中，称毛乳头。

3. 皮脂腺　位于毛囊与立毛肌之间，是泡状腺，分泌部为实心的细胞团，外周细胞较小，染色较深，中央细胞体积大，多边形，胞质中充满脂滴，染色浅，核固缩或消失。导管极短，不容易切到。

（陈晏）

第十二章　内分泌系统

提示　内分泌腺的结构特点是腺细胞排列成索状、网状、团状或围成滤泡状，无导管，毛细血管丰富。甲状腺结构简单，实质由甲状腺滤泡和滤泡旁细胞组成。肾上腺实质由皮质和髓质构成，皮质由球状带、束状带和网状带组成，髓质主要由嗜铬细胞（髓质细胞）组成。垂体体积小，结构复杂，由腺垂体和神经垂体组成，腺垂体由三部分构成，主要是远侧部，有嗜酸性细胞、嗜碱性细胞和嫌色细胞；神经垂体不具有内分泌腺的结构，由神经组织构成，主要由大量的无髓神经纤维和垂体细胞（一种特殊的神经胶质细胞）组成。

一、实验要求

1. 掌握甲状腺、肾上腺的结构。
2. 掌握垂体远侧部和神经部的结构。

二、重点和难点

重点：甲状腺滤泡、肾上腺皮质和腺垂体远侧部的结构。

难点：滤泡旁细胞的辨认，腺垂体远侧部三种组成细胞的区别，神经部赫令体的辨认。

三、实验内容

（一）甲状腺

取材：狗的甲状腺

染色：HE

肉眼观察：标本为椭圆形的甲状腺，染成粉红色。在椭圆形的一端染成蓝色的团块者是甲状旁腺。

低倍镜观察：被膜由薄层致密结缔组织构成，在标本一侧。甲状腺实质由许多大小不一的滤泡构成，腔内充满红色均质胶质。滤泡间结缔组织中血管丰富。

高倍镜观察：滤泡由单层立方上皮围成（随功能状态不同，细胞高低有改变）。滤泡细胞质呈弱嗜碱性，核圆形，位居细胞中央。滤泡旁细胞大，圆形，它位于滤泡上皮细胞之间和滤泡之间，常成群分布，细胞体积较大，胞质染色浅，核较大，着色浅。（可不分辨）

（二）肾上腺

取材：猫的肾上腺

染色：HE

肉眼观察：椭圆形，周围红染为皮质，中央浅黄为髓质。

低倍镜观察：

1. 被膜　位于表面，由结缔组织组成。

2. 皮质　位于被膜之下，占腺体大部分，由外向内依次分为三带，即球状带、束状带、网状带，三带间无明显界限，是逐渐过渡的。

3. 髓质　位于中央，髓质细胞染色较浅，髓质内较大的血管即中央静脉，并可见其属支。

高倍镜观察：

1. 皮质浅层为球状带，较薄，腺细胞排列成团，细胞较小，矮柱状或多边形，胞质染色较深，内含空泡小且多，核圆，染色深。

束状带最厚，腺细胞排列呈条索状，细胞大，多边形，胞质染色浅，呈泡沫状。

网状带较薄，腺细胞排列呈索状且吻合成网。细胞小，染色较深，有些细胞核固缩。

2. 髓质的嗜铬细胞体积大，多边形，胞质染色较浅，核圆，染色浅。

（三）脑垂体

取材：猫的脑垂体

染色：HE

肉眼观察：标本为卵圆形，染色深的是远侧部，占标本的大部分，染色浅的为神经部，两者之间有一深染的狭长带为中间部。

低倍镜观察：远侧部腺细胞密集排列呈索状或呈团状，神经部为染成浅红色的无髓神经纤维，细胞成分较少。中间部紧贴神经部，为一狭长薄层结构，腺细胞排列紧密成团，也可见到一些滤泡。

高倍镜观察：

1. 远侧部　有三种细胞：

（1）嗜酸性细胞：体积较大，细胞界限清楚，胞质染成鲜红色，数量较多。

（2）嗜碱性细胞：体积大，但大小不等，细胞界限清楚，胞质染成紫蓝色，数量较少。

（3）嫌色细胞：细胞排列成团，细胞体积小，细胞界限不清，胞质少且染色浅，数量多。

2. 神经部　为无髓神经纤维，其内散在的细胞核为垂体细胞（神经胶质细胞）的细胞核。还有大小不一，圆形、卵圆形，染成粉红色的均质小块即赫令体。毛细血管亦很丰富(注意不要误认为赫令体)。

（祝继明）

第十三章　消化系统

提示　消化系统由消化管和消化腺组成。消化管管壁分为粘膜、粘膜下层、肌层和外膜四层。消化管各段结构差异最大，功能最重要的是粘膜，它由上皮、固有层和粘膜肌组成（尤其要注意上皮的类型，固有层内腺体的类型和粘膜表面的特殊结构）。

胃粘膜上皮为单柱状，上皮下陷形成胃小凹，固有层有由主细胞、壁细胞为主构成的胃底腺。小肠粘膜表面有许多肠绒毛，由上皮和固有层向肠腔突出而形成，绒毛上皮为单柱状，主要由吸收细胞和杯状细胞组成，绒毛中轴固有层含中央乳糜管（毛细淋巴管）、有孔毛细血管和平滑肌纤维。小肠固有层含小肠腺，主要由吸收细胞、杯状细胞和潘氏细胞（特征性细胞）等组成。回肠和阑尾富含淋巴组织。

大的消化腺有唾液腺、胰腺和肝。颌下腺为混合性腺，闰管短，分泌管（纹状管）长。胰腺实质由外分泌部和内分泌部组成，外分泌部为浆液性腺，闰管长，无分泌管；内分泌部（胰岛）主要由A、B、D、PP细胞组成。肝主要由肝小叶和门管区构成，肝小叶是肝的基本结构单位，为多角棱柱体，中央有纵行的中央静脉，肝细胞排列成肝板（切片为肝索），以中央静脉为中心呈放射状排列，肝板之间为肝血窦，肝细胞相邻面的质膜局部凹陷形成胆小管。门管区位于几个相邻肝小叶之间，结缔组织较多，内含小叶间动脉、小叶间静脉和小叶间胆管。

一、实验要求

1. 掌握消化管的基本结构。
2. 掌握胃底和小肠的结构特点。
3. 掌握胰腺和肝的结构。
4. 了解结肠和阑尾的结构。
5. 了解颌下腺的结构。

二、重点和难点

重点：胃和小肠粘膜结构，胰腺外分泌部和胰岛，肝小叶和门管区的结构。
难点：胃底腺、中央乳糜管、小肠腺、闰管、分泌管、肝巨噬细胞、小叶间胆管的辨认。

三、实验内容

（一）胃底

取材：人的胃底
染色：HE
肉眼观察：标本为长条形，着蓝紫色的为粘膜，深面染色浅的是粘膜下层，其下呈红色的为肌层，外表是着色浅的薄层浆膜。

低倍镜观察：分清胃壁的四层，先找到粘膜。

1. 粘膜　表面由单层柱状上皮覆盖，有许多较浅的上皮凹陷即胃小凹。上皮下为固有层，内有大量排列紧密的胃底腺，腺体之间结缔组织少，胃底腺的底部是内环行、外纵行排列的平滑肌即粘膜肌。

2. 粘膜下层　位于粘膜肌深面，由疏松结缔组织组成，内含血管等。

3. 肌层　最厚，由平滑肌构成。

4. 浆膜　位于肌层外侧，由疏松结缔组织和间皮组成（制片时有的间皮脱落）。

高倍镜观察：着重观察粘膜结构。

1. 上皮　为单层柱状上皮，细胞顶部胞质中充满粘原颗粒，制片时被溶解，着色浅淡。

2. 胃底腺　固有膜内有许多不同断面的胃底腺，呈圆形、卵圆形、长条形，胃底腺腺腔狭小。选择长条形切面的胃底腺（即纵切面）观察。

（1）壁细胞（泌酸细胞）：数量较多，分布于胃底腺的上部和中部。胞体较大，呈圆形或三角形，胞质强嗜酸性，着深红色，核圆，位于细胞中央，少数有双核。

（2）主细胞(胃酶细胞):数量较多,分布于胃底腺的中部及底部。细胞呈柱状或锥体形，核圆,位于细胞的基部。胞质嗜碱性,顶部胞质呈空泡状(由于制片时酶原颗粒被溶解)。

（二）空肠

取材：猫的空肠

染色：HE

肉眼观察：标本为空肠的横切面，腔面有许多细小的突起是肠绒毛。根据着色不同，由内至外依次可分辨管壁四层。

低倍镜观察：分辨空肠肠壁的四层。

1. 粘膜　粘膜表面有许多伸向肠腔的突起，即肠绒毛，绒毛纵切面呈指状。固有层中有不同断面的小肠腺。粘膜肌为内环行、外纵行两层平滑肌。

2. 粘膜下层　为疏松结缔组织，含小动脉、小静脉。

3. 肌层　由内环行、外纵行两层平滑肌构成，肌层间可见神经细胞。

4. 浆膜　由疏松结缔组织和间皮构成。

高倍镜观察：重点观察粘膜结构。

1. 肠绒毛　肠绒毛的表面覆盖单层柱状上皮，柱状细胞（吸收细胞）的游离面呈细纹状，着亮红色，为纹状缘。夹在柱状细胞之间的杯状细胞呈空泡状，核位于细胞的基部。肠绒毛中轴的结缔组织中，含有纵行的中央乳糜管（不必辨认）、毛细血管及散在的纵行平滑肌纤维等。

2. 小肠腺　是由粘膜上皮向固有膜内陷而成的单管腺，腺细胞主要有柱状细胞及杯状细胞等。

（三）结肠

取材：人的结肠

染色：HE

肉眼观察：标本呈条形，是结肠的横切面，一侧隆起且表面不平整，染色紫蓝色，此为粘膜，由内至外依次可分辨四层。

低倍镜观察：

1. 粘膜　无肠绒毛。固有层充满大肠腺，为单管腺，含大量的杯状细胞。粘膜肌由内环行、外纵行平滑肌纤维构成。

2. 粘膜下层　为疏松结缔组织。

3. 肌层　由内环行、外纵行的平滑肌纤维构成。

4. 浆膜　由疏松结缔组织和间皮组成。

（四）阑尾

取材：人的阑尾

染色：HE

肉眼观察：标本为阑尾的横切面,肠腔狭小。肠壁中部有成片环形深蓝色区域为淋巴组织。

低倍镜观察：管壁结构与结肠相似。阑尾粘膜的主要结构特点是：

1. 大肠腺短而少。

2. 肠上皮和大肠腺中杯状细胞较结肠少。

3. 固有层的淋巴小结和弥散淋巴组织多，并突入粘膜下层，使粘膜肌不完整。

（五）颌下腺

取材：人的颌下腺

染色：HE

肉眼观察：标本为不规则的紫蓝色，分成若干小叶的块状结构。

低倍镜观察：

1. 小叶　为不规则的小块，有不同切面的腺泡，着色深浅不一者为混合性腺泡，腺泡间有较多的分泌管和少量的闰管。

2. 小叶间为少量结缔组织，含小叶间导管和血管。

高倍镜观察：

1. 颌下腺腺泡　是以浆液性腺泡为主的混合性腺。浆液性腺泡呈紫红色，腺细胞核圆，位于细胞基部。粘液性腺泡量少，着色浅，呈浅蓝色，核扁圆形，贴近细胞基底部，有些粘液性腺泡的末端有少量浆液性细胞排列成半月状称半月，即混合性腺泡。

2. 导管　包括闰管、分泌管、小叶间导管（勿将小血管误认为导管）。

（1）闰管：腔小，与腺泡相连，为单层扁平或立方上皮围成。（可不辨认）

（2）分泌管：管径粗，由单层立方或柱状上皮围成。注意：圆形的胞核位于细胞顶部，胞质呈强嗜酸性，着鲜红色。

（六）胰腺

取材：豚鼠的胰腺

染色：HE

肉眼观察：标本形状不规则，大小不等的块状区域为胰腺小叶。

低倍镜观察：

1. 小叶　由于小叶间结缔组织极少，小叶界限不明显。

（1）外分泌部：有许多紫红色的腺泡及导管的不同切面。

（2）内分泌部：散在于外分泌部腺泡之间，大小不等，着色较浅的细胞团为胰岛。

2. 小叶间导管　管壁由单层柱状上皮构成，行走于小叶间结缔组织中。

高倍镜观察：

1. 腺泡　为浆液性腺泡，胞质顶部嗜酸性，胞质基部嗜碱性。腺腔内常见一些着色浅淡的泡心细胞，核扁圆或圆形，胞质着色浅（为闰管起始部的管壁上皮细胞）。

2. 闰管　较长，断面多，由单层扁平上皮构成，管径小，有时可见闰管与泡心细胞相连续。

3. 小叶内导管　由单层立方上皮构成。（无分泌管）

4. 胰岛　腺细胞排列呈团状或索状排列；细胞间有丰富的毛细血管。腺细胞类型难以辨认。

（七）肝脏

取材：猪的肝脏

染色：HE

肉眼观察：标本近似三角形，为猪肝的一部分，肝脏被分成许多小区，即肝小叶。

低倍镜观察：

1. 被膜　标本一侧有薄层被膜，由致密结缔组织构成。

2. 肝小叶　横切面呈多边形，可见中央有一条中央静脉，肝细胞排列呈索状称肝索，以中央静脉为中心向四周放射状排列，肝索之间的腔隙为肝血窦。

3. 肝门管区　几个相邻的肝小叶之间，结缔组织较多，有小叶间动脉、小叶间静脉和小叶间胆管三种管道的断面。

高倍镜观察：

1. 肝小叶

（1）肝索：由单行肝细胞排列而成，肝索互相连成网，肝细胞体积较大，呈多边形，有1～2个核，核仁明显，胞质染成红色。

（2）肝血窦：为肝索之间的空隙。窦壁由不连续的内皮组成，内皮细胞核扁平，染色较深，胞质少。窦内有形状不规则的库普弗细胞（肝巨噬细胞），胞体大，常有突起连于窦壁，核染色浅，呈椭圆形。（可不辨认）

（3）中央静脉：管壁薄，由内皮和少量结缔组织构成，管壁上有肝血窦开口，故管壁不完整。

2. 肝门管区

（1）小叶间动脉：腔小而圆，管壁厚，中膜有环行平滑肌。

（2）小叶间静脉：腔大，壁薄，形状不规则。

（3）小叶间胆管：由单层立方上皮围成，细胞质清亮，核圆，着色较深。

（八）潘氏细胞（示教）

取材：大白鼠的小肠

染色：天青－伊红

高倍镜观察：潘氏细胞位于小肠腺的底部，三五成群，细胞呈锥体形，顶部胞质含许多粗大的嗜酸性颗粒，染成红色，核圆或卵圆形，位于细胞基部。

（九）胰岛（示教）

取材：豚鼠的胰腺

染色：偶氮胭脂红－丽春红橘黄G－亮绿法

高倍镜观察：A细胞较大，胞质呈橘黄色，主要分布在胰岛外周；B细胞较小，胞质呈红色，主要分布在胰岛中央；D细胞较小，数量少，胞质呈绿色，散在于A细胞与B细胞之间。

（王德望　祝继明）

第十四章　呼吸系统

提示　气管和主支气管管壁由粘膜、粘膜下层和外膜构成，其主要结构特点是以“C”形透明软骨环作支架，粘膜腔面被覆假复层纤毛柱状上皮。肺实质分为导气部和呼吸部，导气部包括叶、段支气管、小支气管、细支气管和终末细支气管，随着不断分支，管径变细，管壁变薄，终末细支气管粘膜上皮已成为单层柱状上皮，杯状细胞、腺体和软骨均消失，管壁形成完整的环行平滑肌层。呼吸部由呼吸性细支气管、肺泡管、肺泡囊和肺泡组成，由于肺泡与呼吸性细支气管、肺泡管和肺泡囊直接相连，故其管壁不完整（肺泡囊无管壁）。肺泡壁由肺泡上皮和基膜构成，肺泡上皮由Ⅰ型肺泡细胞和Ⅱ型肺泡细胞组成。相邻肺泡之间的结缔组织称肺泡隔，内含毛细血管、弹性纤维和巨噬细胞等。

一、实验要求

掌握气管和肺的结构。

二、重点和难点

重点：气管、肺终末细支气管和呼吸部的辨认。

难点：呼吸性细支气管、肺泡管和肺泡囊的辨认。

三、实验内容

（一）气管

取材：狗的气管

染色：HE

肉眼观察：标本为气管的横切面，管壁中呈“C”字形染成深蓝色者是外膜的透明软骨。（有的切片由于制片过程中未铺平，致使出现较多色深横褶。）

低倍镜观察：分辨管壁三层结构。必要时转高倍镜观察。

1. 粘膜

（1）上皮：为假复层纤毛柱状上皮，夹有杯状细胞，基膜明显。

（2）固有层：由富含弹性纤维的结缔组织所组成，呈亮红色，内含腺体导管、血管和淋巴组织等。

2. 粘膜下层　与固有层无明显界限，为疏松结缔组织，含混合性腺泡。

3. 外膜　由透明软骨环和结缔组织构成，软骨环缺口处有致密结缔组织和平滑肌纤维束。

（二）肺

取材：狗的肺

染色：HE

肉眼观察：标本呈海绵状，是肺呼吸部，其中有大小不等的管腔，是肺内各级支气管和肺动、静脉分支的断面。

低倍镜观察：分辨导气部与呼吸部（注意小支气管的分支与血管的区分）。

1. 导气部（切片无叶、段支气管）

（1）小支气管：管径粗，管壁厚，分为三层。

① 粘膜：上皮为假复层纤毛柱状上皮，有杯状细胞，固有层薄，其外可有少量分散的平滑肌纤维。

② 粘膜下层：为疏松结缔组织，含混合性腺。

③ 外膜：由较大块的透明软骨片和结缔组织构成，内含小血管。在小支气管的一侧，有伴行的肺动脉分支断面，其管壁薄，管腔大。

（2）细支气管

① 粘膜：上皮为假复层或单层纤毛柱状，杯状细胞少，固有层内平滑肌较多。

② 粘膜下层：薄，腺体少或无。

③ 外膜：软骨片小，极少或消失。

（3）终末细支气管：管径细，粘膜常有皱襞，表面为单层柱状上皮，杯状细胞、腺体和软骨均消失，平滑肌形成完整的环行层。

2. 呼吸部　包括呼吸性细支气管、肺泡管、肺泡囊、肺泡。呼吸性细支气管和肺泡管直接与肺泡通连，管壁不完整。

高倍镜观察：

1. 呼吸性细支气管　上皮为单层立方状。上皮下仅有少量结缔组织和平滑肌。管壁上有肺泡开口，故管壁不完整。

2. 肺泡管　管壁上有很多肺泡开口，管壁仅存在于相邻肺泡开口之间的部分，呈结节状膨大。表面的上皮为立方形或扁平状，其下为薄层结缔组织和平滑肌。

3. 肺泡囊　几个肺泡共同开口的空腔。

4. 肺泡　呈多边形或不规则形，肺泡壁很薄，由两种肺泡上皮细胞组成，难以分辨。相邻肺泡之间的薄层结缔组织为肺泡隔，内有丰富的毛细血管及肺巨噬细胞（不必分辨）等。

（谭峰　祝继明）

第十五章 泌尿系统

提示 肾实质分为皮质和髓质，皮质由髓放线和皮质迷路组成，髓质由肾锥体组成，皮质与髓质交界处有弓形血管。肾单位是肾的结构和功能基本单位，由肾小球（肾小体）和肾小管组成，肾小球由血管球和肾小囊组成，肾小管由近端小管（分近曲小管和近端小管直部）、细段和远端小管（分远端小管直部和远曲小管）组成，肾小管均由单层上皮构成。其中以近端小管最粗，上皮细胞界限不清，游离面有刷状缘。肾小球、近曲小管和远曲小管位于皮质迷路，近端小管直部、细段和远端小管直部位于髓放线和肾锥体。

肾小球旁器（球旁复合体）由球旁细胞、致密斑和球外系膜细胞组成，致密斑是远端小管靠近肾小球一侧的上皮细胞增高变窄形成。

一、实验要求

1. 掌握肾的结构。
2. 了解膀胱的结构。

二、重点和难点

重点：肾皮质迷路的结构。

难点：近曲小管和远曲小管的区别，细段和致密斑的辨认。

三、实验内容

（一）肾

取材：猫的肾

染色：HE

肉眼观察：标本呈扇形，表面染色较深者为皮质，深部染色浅者为髓质。

低倍镜观察：

1. 被膜　位于肾的表面，由致密结缔组织构成。

2. 皮质　位于被膜的深面，其内有很多圆形的肾小球，而髓质无肾小球。此外，在皮质和髓质的交界处有较大的血管，即弓形动、静脉的切面。皮质分为：

（1）皮质迷路：主要由肾小球和肾小管曲部构成，此处肾小管的断面呈圆形、弧形等。

（2）髓放线：位于皮质迷路之间，由一些平行排列的直管（肾小管直部和集合管）构成。

3. 髓质　主要由平行的直管（肾小管直部、细段、集合管）组成。

高倍镜观察：

1. 皮质

（1）肾小球：由血管球和肾小囊组成，血管球由毛细血管构成，肾小囊脏层（内层）细胞紧贴毛细血管外面。脏层细胞（足细胞）及球内系膜细胞难以分辨。肾小囊壁层（外层）为单层扁平上皮，脏、壁两层细胞之间是肾小囊腔。

（2）近曲小管：断面数目较多，管径较粗，管壁较厚，管腔小，腔面不规则。上皮细胞呈锥形，界限不清，胞质强嗜酸性。细胞游离面有刷状缘，核圆，位于细胞基部。

（3）远曲小管：断面较少，管径较小，管腔较大而整齐，上皮细胞呈立方形，界限较清楚。胞质弱嗜酸性，细胞游离面无刷状缘，细胞核圆，位于细胞中央，核间距离较小，故核相对较多。

（4）致密斑：为远端小管贴近肾小球血管极处的一侧上皮细胞增高变窄而成的斑状结构。

2. 髓质　重点观察细段和集合管。

（1）细段：选择肾锥体底部的细段观察。管径最细，管壁由单层扁平上皮构成，核呈卵圆形并突向管腔，胞质着色浅，界限不清，注意与毛细血管相区别。

（2）集合管：上皮细胞为立方或柱状形，细胞界限清楚，胞质清亮，核较大，着色较深。

（二）膀胱

取材：狗的膀胱

染色：HE

肉眼观察：标本一侧表面染成紫色的为粘膜上皮。

低倍镜观察：

1. 粘膜　由变移上皮和结缔组织形成的固有层构成。

2. 肌层　由平滑肌组成，很厚。

3. 外膜　为纤维膜（膀胱顶部是浆膜）。

（祝继明）

第十六章　男性生殖系统

提示　睾丸实质主要由大量生精小管构成，生精小管壁由生精上皮构成，生精上皮由生精细胞和支持细胞组成。生精细胞按发生过程有序排列，从基底面至腔面，依次为精原细胞、初级精母细胞、次级精母细胞、精子细胞、精子。睾丸间质细胞位于生精小管之间的结缔组织内。附睾由输出小管和附睾管组成，输出小管腔面呈高低起伏波浪型，附睾管则腔面规则，充满精子和分泌物。

一、实验要求

1. 掌握睾丸实质的结构。
2. 了解附睾的结构。

二、重点和难点

重点：生精小管和睾丸间质细胞。

难点：生精小管的支持细胞、输出小管和附睾管的区别。

三、实验内容

（一）睾丸

取材：豚鼠睾丸

染色：HE

肉眼观察：睾丸为椭圆形，附睾位于睾丸的一侧，为长条形。

低倍镜观察：表面为致密结缔组织构成的白膜。睾丸实质有很多生精小管的各种断面，管壁厚；由多层大小不一的细胞构成。生精小管之间为疏松结缔组织，即睾丸间质，其内血管丰富，并有体积较大的间质细胞。

高倍镜观察：

1. 生精小管　管壁由生精上皮构成，分为生精细胞和支持细胞两种。生精细胞按发育过程有序排列，从外向内可见：

（1）精原细胞：位于基膜上，细胞较小，核圆。

（2）初级精母细胞：位于精原细胞内侧，体积较大，有数层，大部分细胞处在分裂前期，核内染色体清晰可见。

（3）次级精母细胞：存在时间很短，不易看到。

（4）精子细胞：靠近管腔面，体积小，核圆且小，染色较深。

（5）精子：成群位于管腔面和管腔内，精子头为镰刀状，染成深蓝色，精子尾长丝状，呈紫红色。

支持细胞：位于生精细胞之间，细胞轮廓不清，核呈不规则形，长轴与管壁垂直，着色浅，核仁明显。（可不辨认）

2. 间质细胞　位于睾丸间质，细胞体积大，呈圆形或多边形，单个或成群分布，胞质嗜酸性，含小脂滴，核常偏位，着色浅。

（二）附睾（示教）

高倍镜观察：

1. 输出小管　管壁上皮由有纤毛的高柱状细胞群和无纤毛的矮柱状细胞群相间排列而成，故管腔面呈高低起伏波浪型。基膜外有少量环行平滑肌。

2. 附睾管　管壁上皮为假复层柱状，管腔面规则、平整，基膜外有平滑肌围绕，管腔内有大量精子。

（廖鸿纯　祝继明）

第十七章　女性生殖系统

提示　卵巢含有不同发育阶段的卵泡，卵泡主要由卵母细胞和卵泡细胞组成。卵泡发育分为原始卵泡、初级卵泡、次级卵泡和成熟卵泡四个阶段。卵泡细胞从扁平变为立方状即为初级卵泡；卵泡细胞之间出现腔隙即为次级卵泡；切片内一般无成熟卵泡。卵泡退化称闭锁卵泡，卵母细胞自溶消失，透明带塌陷（存留时间较长），颗粒层细胞凋亡。晚期次级卵泡退化时，卵泡膜细胞反而增大，形成不规则的细胞团索，称间质腺，兔的间质腺发达。

子宫由内膜、肌层和外膜构成。内膜由单层柱状上皮和固有层组成。固有层含基质细胞、子宫腺和螺旋动脉等。子宫内膜浅部称功能层，有周期性变化，可分为月经期、增生期和分泌期，其组织改变主要是子宫内膜厚度、子宫腺、螺旋动脉和基质细胞等。

一、实验要求

1. 掌握卵巢的主要结构。
2. 掌握子宫增生期和分泌期的结构。
3. 了解黄体的结构。
4. 了解静止期和活动期乳腺的结构。

二、重点和难点

重点：次级卵泡的结构，子宫内膜分泌期的结构。

难点：切线面的生长卵泡、闭锁卵泡、间质腺的辨认。

三、实验内容

（一）卵巢

取材：兔的卵巢

染色：HE

肉眼观察：为长椭圆形的实质性器官，周围部分为皮质，内有大小不等的卵泡。

低倍镜观察：

1. 被膜　由表面的单层立方或扁平上皮及深面薄层致密结缔组织构成的白膜共同组成。

2. 皮质　在卵巢周围，占卵巢大部分，可见许多大小不一的各期卵泡，卵泡间为富含梭形基质细胞构成的结缔组织。髓质在卵巢中央，与皮质无明显界限，着色较浅，范围狭小，由疏松结缔组织构成，血管较多。

高倍镜观察：重点观察各期发育卵泡。

1. 原始卵泡　位于皮质浅层，数量较多，由中央的一个初级卵母细胞和周围的一层扁平的卵泡细胞构成。初级卵母细胞较大，核大而圆，呈空泡状；卵泡细胞的界限不清，核为扁圆形。

2. 初级卵泡　中央为体积较大的初级卵母细胞，周围可由单层立方或矮柱状或多层卵泡细胞构成，卵细胞与卵泡细胞间有一层均质状嗜酸性较强的透明带。

3. 次级卵泡　最大特点是卵泡细胞间出现卵泡腔。卵泡腔开始为卵泡细胞间的小腔隙，然后逐渐融合为一个大腔，腔内含卵泡液（粉红色）。随着卵泡液增多，初级卵母细胞及其周围的卵泡细胞被挤至卵泡一侧，形成卵丘。此时，初级卵母细胞周围的卵泡细胞呈柱状，呈放射状排列，称放射冠，卵泡腔周围其余的卵泡细胞称为颗粒层。卵泡外周结缔组织称为卵泡膜，分内、外两层，内层细胞多，外层纤维多。

4. 切片中无成熟卵泡。

5. 闭锁卵泡有各种形态，主要表现为卵母细胞形状不规则或退化消失，透明带皱缩，卵泡壁塌陷等。

6. 间质腺　可不辨认。

（二）子宫增生期

取材：人子宫

染色：HE

肉眼观察：染成紫蓝色的是内膜，红色的是肌层和外膜。

低倍镜观察：子宫壁分内膜、肌层、浆膜三层。

1. 内膜上皮为单层柱状上皮，固有层中含子宫腺，数量不多，螺旋动脉较少。

2. 肌层很厚，主要由大量平滑肌构成，血管较多。

3. 浆膜由薄层结缔组织和间皮构成。

高倍镜观察：着重观察内膜，子宫腺较直，腺上皮为单层柱状，腺腔较小，腔内无分泌物。子宫腺之间的基质细胞多，呈星形或梭形，核呈卵圆形。

（三）子宫分泌期

取材：人子宫

染色：HE

肉眼观察：内膜染成紫蓝色，肌层和外膜为红色。

低倍镜观察：与增生期比较，分泌期子宫内膜明显增厚，固有层内子宫腺明显增多。

高倍镜观察：子宫腺增长，弯曲，腺腔扩大，腔内可见嗜酸性的分泌物。子宫腺之间的基质细胞变大，排列疏松。螺旋动脉更弯曲，可见成串的小动脉切面。固有层浅层毛细血管扩张、充血，结缔组织出现生理性水肿（结缔组织间空隙较大）。

（四）妊娠黄体（示教）

取材：兔的卵巢

染色：HE

高倍镜观察：体积大，表面包裹结缔组织的被膜，其内主要是颗粒黄体细胞，体积较大，着色浅；少数为膜黄体细胞，体积较小，多位于黄体周边。腺细胞间血管丰富。

（五）静止期乳腺（示教）

取材：人的乳腺

染色：HE

低倍镜观察：乳腺小叶由少量腺泡、导管和疏松结缔组织构成，腺泡腔窄小，与导管难以分辨。小叶之间为致密结缔组织，并含大量脂肪组织。

（六）活动期乳腺（示教）

取材：人的乳腺

染色：HE

低倍镜观察：乳腺小叶界限明显，腺泡增大，有的腺腔内可见红色分泌物（乳汁），小叶间结缔组织和脂肪组织明显减少。

（陈晏）

第十八章　人胚早期发育

提示　受精卵的形成是新生命的开始，受精卵经卵裂形成桑椹胚（由12～16个卵裂球构成），第4天发育为胚泡（由滋养层、胚泡腔和内细胞群构成）。第5～6天至第11～12天，胚泡植入子宫底或子宫体的内膜功能层。植入时胚泡也发生变化，滋养层增殖分化为合体滋养层、细胞滋养层和胚外中胚层，内细胞群增殖分化为上胚层和下胚层，两者相贴组成胚盘，是胚体的原基。第3周胚盘出现中胚层，来源于上胚层原条，原条并分化为内胚层（取代下胚层），上胚层则改称为外胚层。因此，胚盘由外、中、内三个胚层组成。人体各组织和器官均由这三个胚层分化而来。第8周末初具人形，各器官系统原基建立。受精卵除发育为胚胎本体之外，还形成胎膜（胚胎的附属结构），有绒毛膜、羊膜、卵黄囊、尿囊和脐带。

胎盘由胎儿的丛密绒毛膜和母体的基蜕膜共同组成，胎盘内母体血液循环和胎儿的血液循环互不相通，被胎盘膜（胎盘屏障）隔开，也是胎血和母血进行物质交换所通过的结构。

一、实验要求

1. 掌握胚泡的结构。
2. 掌握二胚层胚盘和三胚层胚盘的形成和结构。
3. 掌握胎盘的形成和结构。
4. 了解三胚层的初步分化。
5. 了解胎膜的形成和演变。

二、重点和难点

重点：胚泡、胚盘和胎盘的结构。
难点：中胚层的形成和三胚层的分化。

三、实验内容（以观察模型为主）

（一）卵裂和胚泡形成（模型4个）

1. 受精卵
2. 2～8细胞期
3. 桑椹胚，由12～16个卵裂球组成的实心胚。
4. 胚泡，由滋养层、内细胞群和胚泡腔构成，在胚泡模型上指出以上结构。

（二）胚泡植入过程及演变（模型4个）

1. 极端滋养层（深绿色）首先植入子宫内膜（粉红色），滋养层增殖分化为合体滋养层（绿色），植入处的子宫内膜转变为基蜕膜。

2. 胚泡植入的缺口逐渐修复，将形成包蜕膜。内细胞群增殖分化为上胚层（浅蓝色）和下胚层（黄色），两者相贴组成胚盘（胚体原基），胚体上方为羊膜腔。

3. 胚泡植入完成，包蜕膜完全覆盖胚泡，滋养层已形成表面的合体滋养层（深绿色）和内面的细胞滋养层（绿色），有些地方两者共同向外突出形成初级绒毛干。下胚层周边细胞向腹侧增殖形成卵黄囊（橘红色）。细胞滋养层向胚外体腔增殖分化形成胚外中胚层（橘红色）。

4. 胚泡植入后，胚外中胚层之间出现一较大腔隙称胚外体腔，结果使胚外中胚层被覆于卵黄囊和羊膜的外表面和衬贴于细胞滋养层内表面，有的还伸入初级绒毛干中轴，此时滋养层改称为绒毛膜，初级绒毛干转变为次级绒毛干。另外，在羊膜与滋养层之间有一束胚外中胚层细胞，称为体蒂（脐带原基）。

（三）胎膜的形成和演变（模型 5 个）

胎膜是受精卵发育形成的一些附属结构，包括羊膜、卵黄囊、尿囊、脐带和绒毛膜。

1. 模型 1　羊膜腔位于胚盘上方，其壁称为羊膜。卵黄囊位于胚盘的下方。羊膜腔与细胞滋养层相连的部分称为体蒂。滋养层由绒毛形成，称为绒毛膜。胚外中胚层之间有一个大腔，称为胚外体腔。

2. 模型 2　由于胚胎本体（胚盘）的头端生长快，体蒂的位置相对后移。

3. 模型 3　体蒂的位置移至胚体的尾端，其内有尿囊（黄色），它是卵黄囊尾侧向体蒂长出的一条盲管。体蒂和卵黄囊壁内有血管形成。

4. 模型 4　由于胚盘向腹侧包卷，与胚盘周缘相连的羊膜也跟着向胚盘腹侧面包卷，使体蒂及其中的尿囊与卵黄囊靠拢，同时卵黄囊与中肠相连的部分变窄。绒毛膜上的绒毛比较发达，均匀地覆盖在整个绒毛膜的表面。

5. 模型 5　随着胚体的包卷和羊膜腔迅速扩大，结果使体蒂、尿囊、卵黄囊等都包卷到胚体的腹侧，羊膜覆盖其外，形成一条圆柱状结构，称为脐带。此时，卵黄囊逐渐退化，胚外体腔变小。一部分绒毛发达，另一部分逐渐退化。

（四）胎盘与子宫壁的关系（模型 3 个）

1. 模型 1（第 3 周）　胚泡植入子宫内膜进行发育，子宫内膜呈现蜕膜反应形成蜕膜。蜕膜可分为三部分：位于胚泡深面的称底蜕膜，覆盖在胚泡表面的称包蜕膜，其余部分的蜕膜称壁蜕膜。

2. 模型 2（第 5 周）　由于胚泡逐渐扩大，向子宫腔方向突出，与包蜕膜相邻接的绒毛逐渐退化，称为平滑绒毛膜，与底蜕膜相邻接的绒毛则不断生长和扩大范围，称为丛密绒毛膜。

3. 模型 3（第 8 周）　胎儿的丛密绒毛膜与母体的底蜕膜共同组成胎盘。对照模型弄清绒毛主干、绒毛、胎盘隔、绒毛间隙的位置和相互关系。

在模型上指出下列结构：羊膜、平滑绒毛膜、包蜕膜、壁蜕膜、羊膜腔、胚外体腔和子宫腔。

思考：母体的血液与胎儿血液是否相混？母体与胎儿之间的物质交换要通过哪些结构？

（五）胎盘标本

足月胎盘为圆盘状，直径为 15～20cm，平均厚度约 2.5cm，重 500g 左右，母体面呈暗红色，凹凸不平，分 15～20 个胎盘小叶。胎儿面呈灰白色，表面光滑，有羊膜覆盖。近中央有脐带附着，脐带内含一对脐动脉和一条脐静脉。

（六）胎盘绒毛（示教）

取材：人胎盘

染色：HE

低倍镜观察：有许多胎盘绒毛的不同切面。绒毛表面为合体滋养层，中轴为结缔组织，内含毛细血管。绒毛之间的空隙是绒毛间隙。

（七）正常胚胎和常见畸形标本（示教）

（祝继明）

第二部分　习　题

第一章　绪　论

习　题

一、填空题

1. 组织学是研究机体_________及其_________的科学。
2. 组织切片最常用的染色方法是_________染色法，简称_________染色。
3. 光镜分辨率为_________；一般电镜分辨率为_________。
4. 电镜下所见的结构称_________。
5. 组织结构易被碱性染料着色的性质，称_________；组织结构易被酸性染料着色的性质，称_________。
6. 在荧光屏和电镜照片上，图像呈黑色或深灰色，称_________；在荧光屏和电镜照片上，图像较亮或浅灰色，称_________。
7. 扫描电镜用于观察细胞和器官的_________微细结构。
8. 研究活细胞或组织最好的方法是_________。
9. 人体 4 种基本组织是_________、_________、_________和_________。

二、最佳选择题

10. 低倍镜下结构清楚，但高倍镜下总是看不清楚，其可能原因是
    A. 盖玻片太厚　　B. 载玻片太厚
    C. 光线弱　　D. 切片反置
11. 组织结构易被酸性染料着红色的性质称
    A. 碱性　　B. 嗜碱性
    C. 酸性　　D. 嗜酸性
12. 普通光学显微镜的分辨率为
    A. 0.2 nm　　B. 0.2μm
    C. 0.5 nm　　D. 0.5μm
13. HE 染色细胞核内染色质呈
    A. 紫色　　B. 紫蓝色
    C. 红色　　D. 紫红色
14. 用于透射电镜观察的超薄切片需
    A. HE 染色　　B. 锇酸染色
    C. 电子染色　　D. 不需染色

三、简答题

15. 光镜观察的组织切片，最常用的染色方法是什么？如何显示细胞的结构？

参考答案

一、填空题

1. 微细结构　相关功能
2. 苏木精－伊红　HE
3. 0.2μm　0.2 nm
4. 超微结构
5. 嗜碱性　嗜酸性
6. 电子密度高　电子密度低
7. 表面立体
8. 组织培养
9. 上皮组织　结缔组织　肌组织　神经组织

二、最佳选择题

10.D　11.D　12.B　13.B　14.C

三、简答题

15. 最常用的是苏木精－伊红染色法，简称 HE 染色。苏木精染液为碱性，能使细胞核内的染色质与胞质内的核糖体染成紫蓝色；伊红为酸性染料，能使细胞质染成红色。

（祝继明）

第二章 细 胞

习 题

一、填空题

1. 细胞是人体的________、________和________的基本单位。
2. 液态镶嵌模型的基本内容是，流动的________构成细胞膜的主体，其中镶嵌________分子。
3. 细胞质中具有一定形态结构和特殊功能的有形成分称________。
4. 电镜下细胞膜由三层组成，呈________的图像，它是所有生物膜的共同结构特征，因此称________。
5. 供给细胞能量的细胞器是________；核糖体的功能是合成________。
6. 粗面内质网的主要功能是合成________；溶酶体的功能是清除________与________。
7. 染色质的主要化学成分是________和________。
8. 在细胞分裂间期，光镜下细胞核内着色深，呈颗粒状或块状，称________。
9. 人类体细胞繁殖最主要的方式是________。
10. 由基因控制的自主有序的细胞生理性死亡，称________。

二、最佳选择题

11. 下列哪种结构不是细胞器
    A. 核糖体　　B. 糖原
    C. 微丝　　D. 中间丝
12. 在合成分泌蛋白质旺盛的细胞中，通常含有
    A. 丰富的线粒体和发达的高尔基复合体
    B. 丰富的线粒体和滑面内质网
    C. 丰富的粗面内质网和发达的高尔基复合体
    D. 丰富的滑面内质网和发达的高尔基复合体
13. 核糖体的功能是合成
    A. 糖原　　B. 脂类
    C. 糖原和蛋白质　　D. 蛋白质
14. 含大量水解酶的细胞器是
    A. 高尔基复合体　　B. 溶酶体
    C. 滑面内质网　　D. 线粒体
15. 电镜下细胞膜的图像是

A. 两暗一明的三层膜
B. 两明一暗的三层膜
C. 一暗一明的二层膜
D. 暗色的一层膜

16. 线粒体的功能是
A. 供给细胞能量
B. 合成蛋白质
C. 分解代谢产物
D. 细胞的解毒作用

17. 染色质的主要化学成分是
A. DNA
B. RNA
C. DNA 和蛋白质
D. RNA 和蛋白质

18. 遗传物质的载体是
A. 核仁
B. 染色体
C. 核糖体
D. 核膜

19. 人类体细胞染色体的数目是
A. 22 对常染色体，1 条 X 染色体和 1 条 Y 染色体
B. 22 对常染色体，1 对性染色体
C. 23 对常染色体，1 对性染色体
D. 23 对常染色体，1 条 X 染色体和 1 条 Y 染色体

20. 在细胞分裂间期，光镜下可见细胞核内嗜碱性的颗粒状或块状物质是
A. 染色体
B. 常染色质
C. 异染色质
D. 异染色质和染色体

三、多项选择题

21. 高尔基复合体的功能是
A. 参与细胞的分泌活动
B. 形成初级溶酶体
C. 参与细胞解毒作用
D. 合成蛋白质

22. 细胞骨架的组成是
A. 微丝
B. 微管
C. 中心体
D. 中间丝

23. 关于细胞膜的叙述哪些正确
A. 光镜下呈嗜酸性细线状
B. 电镜下由三层组成
C. 电镜下呈两暗一明图像
D. 高倍电镜下可见脂类双分子层为膜的主体，其中镶嵌球形蛋白质

24. 以 DNA 和蛋白质为主要成分的结构是
A. 异染色质
B. 常染色质
C. 染色体
D. 核仁

25. 哪些细胞器密集使细胞质呈嗜碱性
A. 游离核糖体
B. 线粒体
C. 滑面内质网
D. 粗面内质网

四、简答题

26. 简述电镜下细胞膜的结构和液态镶嵌模型的基本内容。
27. 何谓细胞器？列举四种细胞器的名称和功能。

参考答案

一、填空题

1. 结构　功能　发育
2. 脂类双分子层　球形蛋白质
3. 细胞器
4. 两暗夹一明　单位膜
5. 线粒体　蛋白质
6. 分泌蛋白质　细胞外源性异物　内源性残余物
7. DNA　蛋白质
8. 异染色质
9. 有丝分裂
10. 细胞凋亡

二、最佳选择题

11.B　12.C　13.D　14.B　15.A　16.A　17.C　18.B
19.B　20.C

三、多项选择题

21.AB　22.ABD　23.BC　24.ABC　25.AD

四、简答题

26. 电镜下，细胞膜由三层组成，呈两暗夹一明的图像。液态镶嵌模型的基本内容是，流动的脂类双分子层构成细胞膜的主体，球形蛋白质分子以各种形式镶嵌在脂类双分子层中。
27. 细胞质中具有一定形态结构和特殊功能的有形成分称细胞器。例如核糖体合成蛋白质、线粒体供给细胞能量、粗面内质网合成分泌蛋白质、高尔基复合体参与细胞的分泌活动和形成初级溶酶体。

（祝继明　何爱民）

第三章　上皮组织

习　题

一、填空题

1. 上皮组织由__________的细胞和__________细胞间质组成。
2. 上皮组织主要分为__________和__________两类。
3. 被覆上皮被覆在人体的__________和有腔器官的__________。
4. 上皮组织的基底面与结缔组织之间存在__________，电镜下，由__________和__________组成。
5. 上皮细胞的层数和形态可发生改变的是__________上皮。
6. 分布在心、血管和淋巴管内表面的上皮称__________；分布在体腔内表面的单层扁平上皮称__________。
7. 上皮细胞侧面的细胞连接主要有__________、__________、__________和__________。
8. 具有传递化学信息功能的细胞连接是__________，又称__________连接。
9. 具有屏障作用的细胞连接是__________。
10. 上皮细胞游离面的主要特殊结构是__________和__________。

二、最佳选择题

11. 内皮衬贴于
    A. 心血管　　B. 消化管
    C. 泌尿道　　D. 呼吸道
12. 假复层纤毛柱状上皮分布于
    A. 气管　　B. 食管
    C. 膀胱　　D. 胃
13. 变移上皮分布于
    A. 食管　　B. 膀胱
    C. 胃　　D. 子宫
14. 微绒毛内含
    A. 中间丝　　B. 微管
    C. 微丝　　D. 微丝和微管
15. 纤毛内含
    A. 中间丝　　B. 微丝
    C. 微管　　D. 张力丝
16. 具有屏障作用的细胞连接是

A. 缝隙连接
B. 中间连接
C. 桥粒
D. 紧密连接

17. 具有传递化学信息功能的细胞连接是
A. 缝隙连接
B. 中间连接
C. 紧密连接
D. 桥粒

18. 腺上皮是指
A. 具有分泌功能的上皮
B. 具有吸收功能的上皮
C. 以分泌为主要功能的上皮
D. 以吸收为主要功能的上皮

三、多项选择题

19. 上皮细胞基底面可有
A. 质膜内褶
B. 基膜
C. 桥粒
D. 紧密连接

20. 内皮分布在
A. 心脏的腔面
B. 血管的腔面
C. 淋巴管的腔面
D. 消化管的腔面

21. 间皮分布在
A. 心包腔的腔面
B. 腹膜腔的腔面
C. 口腔的腔面
D. 胸膜腔的腔面

22. 未角化的复层扁平上皮分布在
A. 食管的腔面
B. 皮肤的表面
C. 阴道的腔面
D. 口腔的腔面

四、简答题

23. 简述被覆上皮的特点。
24. 简述上皮细胞微绒毛和纤毛的微细结构和功能。

参考答案

一、填空题

1. 紧密排列　极少量的
2. 被覆上皮　腺上皮
3. 外表面　内表面（腔面）
4. 基膜　基板　网板
5. 变移（移行）
6. 内皮　间皮
7. 紧密连接　中间连接　桥粒　缝隙连接
8. 缝隙连接　通讯连接
9. 紧密连接

10. 微绒毛　纤毛

二、最佳选择题

11. A　12. A　13. B　14. C　15. C　16. D　17. A　18. C

三、多项选择题

19. AB　20. ABC　21. ABD　22. ACD

四、简答题

23. ①细胞多且排列紧密，细胞间质极少，呈膜状分布在人体外表面和有腔器官内表面；②上皮细胞有极性，分游离面和基底面，基底面借基膜与结缔组织相连；③无血管；④神经末梢丰富。

24. 微绒毛是上皮细胞游离面伸出的细小突起，内含纵行微丝，能扩大细胞的表面积，有利于吸收。纤毛是上皮细胞游离面伸出粗长的突起，内含纵行微管，纤毛能定向摆动，排出粘液和异物，有保护功能。

（祝继明）

第四章　结 缔 组 织

习　题

一、填空题

1. 疏松结缔组织细胞种类多，除脂肪细胞、未分化的间充质细胞、白细胞外，还有__________、__________、__________和__________。
2. 成纤维细胞的功能是产生__________和__________。
3. 浆细胞的功能是分泌__________。
4. 疏松结缔组织的纤维有三种：__________、__________和__________。
5. 网状组织由__________、__________和__________构成。
6. 脂肪组织主要由大量__________构成。

二、最佳选择题

7. 浆细胞胞质嗜碱性，电镜下可见该区域有大量的
   A. 分泌颗粒　　B. 粗面内质网
   C. 粗面内质网和分泌颗粒　　D. 粗面内质网和发达的高尔基复合体
8. 巨噬细胞能分泌
   A. 免疫球蛋白　　B. 组胺
   C. 白三烯　　D. 以上均不是
9. 使机体产生过敏反应的细胞是
   A. 巨噬细胞　　B. 成纤维细胞
   C. 浆细胞　　D. 肥大细胞
10. 浆细胞能分泌
   A. 组胺　　B. 白三烯
   C. 免疫球蛋白（抗体）　　D. 基质
11. 疏松结缔组织中具有防御屏障作用的是
   A. 巨噬细胞　　B. 基质中分子筛
   C. 浆细胞　　D. 纤维
12. 具有很强吞噬功能的细胞是
   A. 巨噬细胞　　B. 脂肪细胞
   C. 浆细胞　　D. 肥大细胞
13. 巨噬细胞含大量的
   A. 粗面内质网　　B. 滑面内质网
   C. 线粒体　　D. 溶酶体

14. 致密结缔组织的主要结构特点是
A. 细胞多且密集排列
B. 纤维多且排列致密
C. 细胞和基质多
D. 纤维和细胞多且排列致密

15. 人体分布最广泛的组织是
A. 上皮组织
B. 疏松结缔组织
C. 肌组织
D. 神经组织

三、多项选择题

16. 电镜下，成纤维细胞胞质含
A. 丰富的粗面内质网
B. 发达的高尔基复合体
C. 较多的溶酶体
D. 较多的游离核糖体

17. 巨噬细胞的功能是
A. 吞噬作用
B. 分泌生物活性物质
C. 参与和调节免疫应答
D. 分泌抗体

18. 肥大细胞释放哪些物质引起过敏反应
A. 肝素
B. 组胺
C. 白三烯
D. 嗜酸性粒细胞趋化性因子

19. 疏松结缔组织中具有防御保护功能的是
A. 巨噬细胞
B. 肥大细胞
C. 浆细胞
D. 基质分子筛

20. 关于浆细胞的叙述哪些正确
A. 胞质嗜碱性，核偏位
B. 胞质富含粗面内质网
C. 能分泌抗体
D. 来源于 B 淋巴细胞

四、简答题

21. 简述结缔组织的结构特点。
22. 简述疏松结缔组织的防御保护功能。

参考答案

一、填空题

1. 成纤维细胞　巨噬细胞　浆细胞　肥大细胞
2. 纤维　基质
3. 免疫球蛋白（抗体）
4. 胶原纤维　弹性纤维　网状纤维
5. 网状细胞　网状纤维　基质
6. 脂肪细胞

二、最佳选择题

7.B 8.D 9.D 10.C 11.B 12.A 13.D 14.B 15.B

三、多项选择题

16.ABD 17.ABC 18.BC 19.ACD 20.ABCD

四、简答题

21. ①细胞少，散在分布于细胞间质内，细胞无极性；②细胞间质多，由纤维和基质组成。

22. 具有防御保护功能的是：①巨噬细胞，能吞噬细菌、病毒和异体细胞等；能分泌许多种生物活性物质；参与和调节免疫应答。②浆细胞能合成和分泌免疫球蛋白（抗体），参与体液免疫。③基质形成分子筛，限制细菌等有害物质扩散。

（谭克）

第五章 软骨和骨

习 题

一、填空题

1. 软骨主要由__________和__________组成。
2. 软骨分为三种：__________、__________、__________。
3. 软骨的生长方式：__________、__________。
4. 骨组织由__________和__________组成。
5. 骨组织钙化的细胞间质又称__________。
6. 骨组织的细胞有 4 种：__________、__________、__________和__________。
7. 哈弗斯系统（骨单位）由__________和同心圆排列的__________共同组成。
8. 长骨密质骨骨板排列有 3 种：__________、__________和__________。
9. 成骨细胞的功能是分泌__________和__________。
10. 能侵蚀溶解骨组织的是__________细胞。
11. 骨组织的干细胞是__________细胞。

二、最佳选择题

12. 软骨囊是指
    A. 软骨细胞所在的小腔　　B. 软骨细胞周围的基质
    C. 软骨细胞的细胞膜和周围的基质　　D. 软骨周围的结缔组织
13. 透明软骨、弹性软骨和纤维软骨结构的主要区别是
    A. 软骨细胞类型　　B. 基质成分
    C. 纤维类型　　D. 软骨细胞与纤维类型
14. 骨组织的主要特点是
    A. 细胞间质钙化　　B. 细胞种类多
    C. 胶原纤维多且排列紧密　　D. 骨板呈同心圆排列
15. 成骨细胞的超微结构特点是
    A. 粗面内质网丰富和高尔基复合体发达　　B. 滑面内质网丰富和高尔基复合体发达
    C. 滑面内质网丰富和线粒体多　　D. 粗面内质网丰富和溶酶体多
16. 骨质的结构呈
    A. 条索状　　B. 同心圆状
    C. 团块状　　D. 板层状
17. 类骨质是指
    A. 骨组织钙化的细胞间质　　B. 骨组织未钙化的细胞间质

C. 钙化的软骨组织
D. 未钙化的软骨组织

18. 形成类骨质的是
A. 骨细胞
B. 成骨细胞
C. 成骨细胞和骨细胞
D. 骨祖细胞

19. 类骨质的组成是
A. 胶原纤维
B. 胶原纤维和基质
C. 胶原纤维、基质和骨细胞
D. 胶原纤维、基质和成骨细胞

20. 骨组织中哪种细胞含大量溶酶体
A. 骨祖细胞
B. 成骨细胞
C. 骨细胞
D. 破骨细胞

21. 长骨骨干的主要结构单位是
A. 骨细胞
B. 骨板
C. 骨板和骨细胞
D. 以上均不是

22. 骨祖细胞主要存在于
A. 骨组织内
B. 骨组织和软骨组织内
C. 骨膜和软骨膜内
D. 骨膜内

三、多项选择题

23. 骨陷窝和骨小管内有
A. 骨细胞
B. 毛细血管
C. 组织液
D. 成骨细胞

24. 能产生纤维和基质的细胞是
A. 成骨细胞
B. 软骨细胞
C. 成纤维细胞
D. 骨细胞

25. 骨祖细胞可分化为
A. 骨细胞
B. 成骨细胞
C. 软骨细胞
D. 破骨细胞

26. 长骨密质骨的骨板排列方式有
A. 哈弗斯骨板
B. 间骨板
C. 外环骨板
D. 内环骨板

四、简答题

27. 简述成骨细胞的结构和功能。
28. 简述破骨细胞的结构和功能。

参考答案

一、填空题

1. 软骨细胞　细胞间质
2. 透明软骨　弹性软骨　纤维软骨
3. 外加生长（软骨膜下生长）　间质生长（软骨内生长）
4. 细胞　钙化的细胞间质
5. 骨质
6. 骨祖细胞　成骨细胞　骨细胞　破骨细胞
7. 哈弗斯管（中央管）　哈弗斯骨板
8. 环骨板　哈弗斯骨板　间骨板
9. 胶原纤维　基质
10. 破骨
11. 骨祖细胞

二、最佳选择题

12.B　13.C　14.A　15.A　16.D　17.B　18.B　19.B
20.D　21.D　22.C

三、多项选择题

23.AC　24.ABC　25.BC　26.ABCD

四、简答题

27. 成骨细胞以单层上皮样排列在骨组织表面，胞体为矮柱状或立方形；核大而圆，核仁明显；胞质嗜碱性。电镜下可见丰富的粗面内质网和发达的高尔基复合体。成骨细胞的功能是形成类骨质。
28. 破骨细胞为多核巨细胞，胞质嗜酸性。电镜下可见紧贴骨组织一侧有皱褶缘，胞质含大量溶酶体。破骨细胞的功能是溶解和吸收骨组织。

（陈晏　祝继明）

第六章　血液和血细胞发生

习　题

一、填空题

1. 血液由＿＿＿＿＿和＿＿＿＿＿组成。
2. 血细胞分为＿＿＿＿＿、＿＿＿＿＿和＿＿＿＿＿，临床上将血细胞的形态、数量、百分比和血红蛋白含量的测定称为＿＿＿＿＿。
3. 根据白细胞胞质有无特殊颗粒，可将其分为＿＿＿＿＿和＿＿＿＿＿两类。
4. 有粒白细胞根据特殊颗粒的嗜色性，分为＿＿＿＿＿、＿＿＿＿＿和＿＿＿＿＿三种。无粒白细胞有＿＿＿＿＿和＿＿＿＿＿两种。白细胞中数量最多的是＿＿＿＿＿，占白细胞总数的＿＿＿＿＿。
5. 红骨髓由＿＿＿＿＿和＿＿＿＿＿构成。
6. 成熟的红细胞内没有＿＿＿＿＿和＿＿＿＿＿，胞质内充满＿＿＿＿＿，使红细胞呈红色。
7. 单核细胞进入组织分化成＿＿＿＿＿。
8. 根据发生部位、表面生物学特征、寿命长短和免疫功能的不同，淋巴细胞一般可分为＿＿＿＿＿、＿＿＿＿＿和＿＿＿＿＿等三类。
9. 骨髓中巨核细胞胞质脱落的小块，即＿＿＿＿＿。
10. 各种血细胞均起源于＿＿＿＿＿。

二、最佳选择题

11. 红细胞内充满
    A. 血红蛋白　　B. 细胞器
    C. 核蛋白　　D. 肌动蛋白
12. 红细胞携带氧和二氧化碳的成分是
    A. 细胞膜　　B. 核糖体
    C. 滑面内质网　　D. 血红蛋白
13. 正常成人网织红细胞占红细胞总数的
    A. 0.5%～3%　　B. 3%～8%
    C. 0.5%～1.5%　　D. 10%～12%
14. 能分化为巨噬细胞的是
    A. 单核细胞　　B. 淋巴细胞
    C. 肥大细胞　　D. 中性粒细胞
15. 正常成年女性红细胞的数值为

A. 350万~500万个/ml（cm^3）　　B. 350万~500万个/μl（mm^3）

C. 35万~45万个/ml（cm^3）　　D. 35万~45万个/μl（mm^3）

16. 正常成人血液中白细胞的数值为

A. 400~1000个/ml（cm^3）　　B. 400~1000个/μl（mm^3）

C. 4000~10000个/ml（cm^3）　　D. 4000~10000个/μl（mm^3）

17. 白细胞分两类的主要依据是

A. 细胞核有无分叶　　B. 细胞质内有无颗粒

C. 细胞质内有无颗粒和核有无分叶　　D. 以上均不是

18. 构成造血组织的是

A. 网状组织和造血干细胞　　B. 网状组织和造血细胞

C. 结缔组织和造血细胞　　D. 结缔组织和造血干细胞

19. 关于血小板的叙述哪项错误

A. 无细胞核　　B. 参与止血和凝血

C. 有完整的细胞膜　　D. 无细胞器

20. 能释放组胺和白三烯的细胞是

A. 肥大细胞　　B. 嗜碱性粒细胞

C. 嗜碱性粒细胞和肥大细胞　　D. 嗜酸性粒细胞和肥大细胞

三、多项选择题

21. 胞质含有嗜天青颗粒的细胞是

A. 单核细胞　　B. 淋巴细胞

C. 中性粒细胞　　D. 嗜酸性粒细胞

22. 嗜酸性粒细胞的功能是

A. 吞噬抗原抗体复合物　　B. 杀灭寄生虫

C. 运输少量 O_2 和 CO_2　　D. 减弱过敏反应

23. 具有吞噬能力的血细胞是

A. 嗜酸性粒细胞　　B. 淋巴细胞

C. 单核细胞　　D. 中性粒细胞

24. 下列各种白细胞占白细胞总数的百分比哪些正确

A. 中性粒细胞为50%~70%　　B. 嗜酸性粒细胞为0.5%~3%

C. 单核细胞为3%~8%　　D. 淋巴细胞为20%~30%

四、简答题

25. 简述红细胞的结构和功能。

26. 简述造血干细胞的特性和分布。

参考答案

一、填空题

1. 血浆　血细胞
2. 红细胞　白细胞　血小板　血象
3. 有粒白细胞　无粒白细胞
4. 中性粒细胞　嗜酸性粒细胞　嗜碱性粒细胞　单核细胞　淋巴细胞　中性粒细胞　50%～70%
5. 造血组织　血窦
6. 细胞核　细胞器　血红蛋白
7. 巨噬细胞
8. T 细胞　B 细胞　NK 细胞
9. 血小板
10. 造血干细胞

二、最佳选择题

11. A　12. D　13. C　14. A　15. B　16. D　17. D　18. B
19. D　20. C

三、多项选择题

21. ABC　22. ABD　23. ACD　24. ABCD

四、简答题

25. ①呈双凹圆盘状；②无细胞核；③无细胞器；④细胞质充满血红蛋白。红细胞的主要功能是运输 O_2 和 CO_2。

26. ①有很强的增殖能力；②有自我复制能力；③有多向分化能力。造血干细胞以骨髓数量最多，其次是脐带血和胎肝，外周血较少。

（胡煜辉）

第七章 肌 组 织

习 题

一、填空题

1. 肌组织主要由__________组成，肌纤维的结构特点是肌浆内含大量的__________。
2. 电镜下，肌原纤维由许多平行排列的__________和__________构成。
3. 肌原纤维的结构和功能单位是__________，它位于相邻__________之间。
4. 骨骼肌和心肌纤维肌膜向肌浆内陷形成__________。
5. 骨骼肌和心肌纤维纵小管末端膨大汇合而成的结构，称为__________。
6. 骨骼肌纤维的三联体是每条__________和两侧__________的合称。
7. 相邻心肌纤维之间的连接结构称____________________。
8. 肌纤维特化的滑面内质网称__________。

二、最佳选择题

9. 关于骨骼肌纤维细胞核的叙述哪项正确
   A. 一个细胞核，位于细胞中央　　B. 多个细胞核，位于细胞中央
   C. 一个细胞核，位于肌膜下　　D. 多个细胞核，位于肌膜下
10. 肌节是
   A. 相邻两条 Z 线间的一段肌原纤维　　B. 相邻两条 Z 线间的一段肌纤维
   C. 相邻两条 M 线间的一段肌原纤维　　D. 相邻两条 M 线间的一段肌纤维
11. 一个肌节的组成是
   A. 1/2A 带 + 1/2I 带　　B. A 带 + I 带
   C. 1/2A 带 + I 带 + 1/2A 带　　D. 1/2I 带 + A 带 + 1/2I 带
12. 骨骼肌纤维的三联体是指
   A. 一条横小管与两侧的终池　　B. 两条横小管与中间的终池
   C. 两条横小管以及与其相通的中间终池　　D. 一条横小管以及与其相通的两侧终池
13. 关于肌浆网的叙述哪项错误
   A. 肌浆网是肌纤维的滑面内质网　　B. 肌浆网能形成横小管
   C. 与肌原纤维平行的肌浆网称纵小管　　D. 纵小管的末端膨大称终池
14. 骨骼肌纤维的横小管由什么形成
   A. 肌膜　　B. 滑面内质网
   C. 微管　　D. 肌丝
15. 骨骼肌纤维的终池是指
   A. 横小管的膨大部　　B. 纵小管末端膨大汇合部

C. 纵小管末端与横小管连接部
D. 高尔基复合体的大泡

16. 电镜下，肌原纤维的组成是
A. 粗肌丝
B. 细肌丝
C. 粗肌丝和细肌丝
D. 肌丝和微管

17. 相邻心肌纤维之间的连接结构称
A. 闰盘
B. 缝隙连接
C. 二联体
D. 桥粒

18. 肌原纤维的结构和功能单位是
A. 粗肌丝
B. 细肌丝
C. 肌节
D. 肌丝

19. 骨骼肌纤维的 Z 线位于
A. A 带中央
B. I 带中央
C. H 带中央
D. A 带、I 带交界处

20. 平滑肌纤维的形态是
A. 长圆柱状，核位于周边
B. 长圆柱状，核位于中央
C. 长梭形，核位于中央
D. 长梭形，核位于周边

三、多项选择题

21. 关于骨骼肌纤维的叙述下列哪些正确
A. 形成横纹的结构基础是肌原纤维
B. 肌浆网即肌纤维内的滑面内质网
C. 肌纤维内贮存 Ca^{2+} 的部位是肌浆网
D. 横小管是肌膜在 Z 线水平向内凹陷形成

22. 细胞间有缝隙连接的是
A. 心肌细胞
B. 骨骼肌细胞
C. 平滑肌细胞
D. 骨细胞

23. 关于心肌纤维的叙述下列哪些正确
A. 有二联体
B. 有横纹
C. 有多个核位于肌膜下
D. 有分支吻合

24. 电镜下，心肌纤维闰盘有
A. 桥粒
B. 紧密连接
C. 中间连接
D. 缝隙连接

四、简答题

25. 肌节是什么？它是如何组成的？
26. 列表比较骨骼肌与心肌形态结构的区别。

参考答案

一、填空题

1. 肌纤维（肌细胞）　肌丝
2. 粗肌丝　细肌丝
3. 肌节　两条Z线
4. 横小管
5. 终池
6. 横小管　终池
7. 闰盘
8. 肌浆网

二、最佳选择题

9.D　10.A　11. D　12.A　13.B　14.A　15.B　16.C
17.A　18.C　19.B　20.C

三、多项选择题

21.ABC　22.ACD　23.ABD　24.ACD

四、简答题

25. 肌节是相邻两条Z线之间的一段肌原纤维，是肌原纤维的结构和功能单位，由1/2I带+A带+1/2I带组成。

26.

比较点	骨骼肌	心肌
细胞形态	长圆柱状	短柱状，有分支吻合
细胞核	多个，位于细胞边缘	1~2个，位于细胞中央
横　纹	明显	有
闰　盘	无	有
横小管	位于明、暗带交界处	位于Z线水平
肌原纤维	有	不明显
肌浆网	发达，有三联体	不发达，有二联体

（唐平　钱燕春）

第八章　神经组织

习　　题

一、填空题

1. 神经组织主要由＿＿＿＿＿和＿＿＿＿＿组成。
2. 神经细胞又称＿＿＿＿＿，具有＿＿＿＿＿、＿＿＿＿＿和＿＿＿＿＿的功能。
3. 神经元是有突起的细胞，突起分为＿＿＿＿＿和＿＿＿＿＿两种。
4. 光镜下，神经元胞质的结构特点是含有强嗜碱性的＿＿＿＿＿和细丝状的＿＿＿＿＿。
5. 神经元根据突起的多少，分为＿＿＿＿＿、＿＿＿＿＿和＿＿＿＿＿三种；根据功能分为＿＿＿＿＿、＿＿＿＿＿和＿＿＿＿＿三种。
6. 电镜下突触由＿＿＿＿＿、＿＿＿＿＿和＿＿＿＿＿三部分组成。
7. 中枢神经系统的胶质细胞有＿＿＿＿＿、＿＿＿＿＿、＿＿＿＿＿和＿＿＿＿＿四种；周围神经系统的胶质细胞有＿＿＿＿＿和＿＿＿＿＿两种。
8. 神经纤维由神经元的＿＿＿＿＿及包绕周围的＿＿＿＿＿共同构成。
9. 神经纤维分为＿＿＿＿＿＿＿＿＿＿和＿＿＿＿＿两类。
10. 神经末梢按功能分为＿＿＿＿＿和＿＿＿＿＿两大类。

二、最佳选择题

11. 电镜下神经元尼氏体为
    A. 粗面内质网　　B. 粗面内质网和线粒体
    C. 粗面内质网和高尔基复合体　　D. 粗面内质网和游离核糖体
12. 神经元尼氏体分布在
    A. 胞体和轴突　　B. 胞体和树突
    C. 胞体　　D. 胞体和突起
13. 电镜下，神经原纤维为
    A. 神经丝　　B. 微管
    C. 角蛋白丝　　D. 神经丝和微管
14. 神经元的轴突内含
    A. 尼氏体　　B. 神经原纤维
    C. 尼氏体和神经原纤维　　D. 高尔基复合体和神经原纤维
15. 关于突触前成分的叙述，下列哪项错误
    A. 是神经元轴突的终末　　B. 含大量突触小泡
    C. 突触前膜略厚　　D. 突触前膜上有特异性受体
16. 神经冲动的传导是在哪种结构进行的

A. 神经原纤维
B. 突触小泡
C. 胶质细胞膜
D. 轴膜

17. 形成中枢神经系统髓鞘的细胞是
A. 星形胶质细胞
B. 小胶质细胞
C. 少突胶质细胞
D. 卫星细胞

18. 形成周围神经系统髓鞘的细胞是
A. 少突胶质细胞
B. 小胶质细胞
C. 卫星细胞
D. 施万细胞

19. 具有吞噬功能的神经胶质细胞是
A. 小胶质细胞
B. 少突胶质细胞
C. 星形胶质细胞
D. 施万细胞

20. 神经纤维的组成是
A. 神经元的长轴突
B. 神经元的长轴突及包绕周围的神经胶质细胞
C. 神经元的长轴突及包绕周围的结缔组织
D. 神经元的长轴突及包绕周围的神经胶质细胞和少量结缔组织

三、多项选择题

21. 关于轴突的叙述哪些正确
A. 只有一根，直径均一
B. 无尼氏体
C. 有神经原纤维
D. 有高尔基复合体

22. 光镜下，神经元胞体的结构特点是
A. 核仁大而圆
B. 核大而圆，染色浅
C. 有尼氏体
D. 有神经原纤维

23. 中枢神经系统的胶质细胞包括
A. 星形胶质细胞
B. 少突胶质细胞
C. 小胶质细胞
D. 室管膜细胞

24. 关于树突的叙述哪些正确
A. 有一至多个，短，分支多
B. 分支处有许多树突棘
C. 有神经原纤维
D. 无尼氏体和高尔基复合体

四、简答题

25. 简述多极神经元的光镜结构。
26. 什么叫突触？简述突触超微结构。

参考答案

一、填空题

1. 神经元（神经细胞）　神经胶质细胞

2. 神经元　感受刺激　整合信息　传导信息
3. 树突　轴突
4. 尼氏体　神经原纤维
5. 多极神经元　双极神经元　假单极神经元　感觉神经元　中间神经元　运动神经元
6. 突触前成分　突触间隙　突触后成分
7. 星形胶质细胞　少突胶质细胞　小胶质细胞　室管膜细胞　施万细胞（神经膜细胞）　卫星细胞
8. 长轴突　神经胶质细胞
9. 有髓神经纤维　无髓神经纤维
10. 感觉神经末梢　运动神经末梢

二、最佳选择题

11.D　12.B　13.D　14.B　15.D　16.D　17.C　18.D
19.A　20.B

三、多项选择题

21.ABC　22.ABCD　23.ABCD　24.ABC

四、简答题

26. 神经元由胞体和突起两部分组成。胞体中细胞核大而圆，居中，着色浅，核仁大而圆。细胞质内含强嗜碱性的尼氏体和许多神经原纤维。突起分树突和轴突。树突短，分支多，其内部结构与胞体相似。轴突只有一根，细长，直径均一，由胞体发出轴突呈圆锥形隆起，称轴丘。轴丘和轴突内无尼氏体和高尔基复合体，有神经原纤维。
27. 突触是指神经元与神经元之间或神经元与非神经元之间传递信息的连接结构。电镜下突触由突触前成分、突触间隙和突触后成分三部分组成。①突触前成分为轴突末端的膨大部分，包括突触前膜、突触小泡、线粒体等。②突触间隙为突触前膜与突触后膜之间的狭小间隙。③突触后成分是后一神经元或效应细胞与突触前成分相对应的区域，包括突触后膜，后膜上有特异性受体。

（刘兴发　张荣德）

第九章　循环系统

习　题

一、填空题

1. 循环系统所有器官内表面均衬贴________。
2. 心壁主要由________构成。
3. 心壁由三层组成，从内向外依次为________、________和________。
4. 大动脉结构的主要特点是有很多层________和大量________，故又称________。
5. 心脏传导系统是由________构成。
6. 中动脉结构的主要特点是________丰富，故又名________。
7. 毛细血管管壁主要由________和________组成。
8. 电镜下，毛细血管分为________、________、________三型。

二、最佳选择题

9. 称为弹性动脉的血管是
   A. 大动脉　　B. 中动脉
   C. 小动脉　　D. 微动脉
10. 毛细血管的主要组成是
   A. 内皮和少量结缔组织
   B. 内皮、基膜和 1～2 层平滑肌
   C. 内皮和基膜
   D. 内皮、基膜、1～2 层平滑肌和少量结缔组织
11. 心外膜的组成是
   A. 结缔组织　　B. 间皮
   C. 间皮和结缔组织　　D. 间皮和脂肪组织
12. 血液与周围组织内的细胞进行物质交换的主要部位是
   A. 小动脉　　B. 毛细血管
   C. 微动脉　　D. 微静脉
13. 调节器官内局部组织血流量的血管是
   A. 小动脉　　B. 微动脉
   C. 中动脉　　D. 小动脉和微动脉
14. 构成心脏传导系统的是
   A. 特殊的神经细胞　　B. 特殊的神经纤维
   C. 浦肯野纤维　　D. 特殊的心肌纤维

15. 心脏分泌心钠素的细胞是
  A. 心房心肌纤维 B. 心室心肌纤维
  C. 浦肯野纤维 D. 心脏内皮细胞
16. 大动脉管壁的主要结构特点是
  A. 弹性纤维和平滑肌纤维多 B. 弹性纤维多
  C. 弹性纤维和胶原纤维多 D. 弹性膜和弹性纤维多
17. 静脉与伴行动脉相比，其结构特点是
  A. 管腔大，管壁薄，平滑肌较多 B. 管腔大，管壁薄，结缔组织较多
  C. 管腔小，管壁厚，平滑肌较多 D. 管腔小，管壁薄，结缔组织较少

三、多项选择题

18. 关于血窦结构的叙述哪些正确
  A. 管腔大而不规则 B. 内皮细胞之间有较大的间隙
  C. 有一层平滑肌 D. 有很薄的一层弹性膜
19. 血窦分布于
  A. 肝 B. 肾
  C. 骨髓 D. 脾
20. 关于微动脉结构的叙述哪些正确
  A. 管径 <0.3mm B. 内弹性膜很薄
  C. 有 $1\sim2$ 层平滑肌 D. 由内膜、中膜和外膜三层组成
21. 下列哪些血管属肌性动脉
  A. 大动脉 B. 中动脉
  C. 小动脉 D. 微动脉
22. 下列哪些血管的管壁存在内弹性膜
  A. 大动脉 B. 中动脉
  C. 小动脉 D. 微动脉

四、简答题

23. 简述大、中、小动脉的结构特点和功能。
24. 静脉与伴行动脉相比，有哪些结构特点？静脉有何功能？

参考答案

一、填空题

1. 内皮
2. 心肌
3. 心内膜 心肌膜 心外膜
4. 弹性膜 弹性纤维 弹性动脉
5. 特殊的心肌纤维

6. 平滑肌　肌性动脉

7. 内皮　基膜

8. 连续毛细血管　有孔毛细血管　血窦

二、最佳选择题

9.A　10.C　11.C　12.B　13.D　14.D　15.A　16.D
17.B

三、多项选择题

18.AB　19.ACD　20.ACD　21.BC　22.ABC

四、简答题

23. 大动脉弹性膜和弹性纤维多，管壁弹性较大，心脏舒张时，管壁产生弹性回缩使血液保持连续流动。中动脉和小动脉平滑肌丰富，属肌性动脉，通过平滑肌收缩和舒张，中动脉调节分配身体各部和各器官的血流量，小动脉调节器官内局部组织的血流量。

24. ①管腔大，管壁薄；②管壁三层膜分界不明显；③管壁主要成分为结缔组织；④常有静脉瓣。静脉的功能是血液导回心脏和血液贮库作用。

（胡煜辉）

第十章　免疫系统

习　题

一、填空题

1. 免疫系统主要由＿＿＿＿器官、＿＿＿＿组织和＿＿＿＿细胞等组成。
2. 执行免疫功能的主要是＿＿＿＿细胞，它分为三类：＿＿＿＿细胞、＿＿＿＿细胞和＿＿＿＿细胞。
3. 淋巴组织是以＿＿＿＿为支架，网孔中充满大量＿＿＿＿和其他免疫细胞。
4. 淋巴组织分为两种：＿＿＿＿和＿＿＿＿。
5. 根据淋巴器官的发生时间和功能分为两类：＿＿＿＿和＿＿＿＿。
6. 胸腺实质主要由＿＿＿＿细胞和＿＿＿＿细胞组成。
7. 胸腺髓质特征性结构是＿＿＿＿。
8. 淋巴结皮质由＿＿＿＿、＿＿＿＿和＿＿＿＿构成；髓质由＿＿＿＿和＿＿＿＿构成。
9. 脾实质由＿＿＿＿、＿＿＿＿和＿＿＿＿构成。
10. 脾白髓由＿＿＿＿和＿＿＿＿组成；红髓由＿＿＿＿和＿＿＿＿组成。

二、最佳选择题

11. 中枢淋巴器官包括
    A. 胸腺、骨髓　　B. 脾、骨髓
    C. 胸腺、脾　　D. 淋巴结、脾
12. 淋巴组织的主要细胞成分是
    A. T 细胞和其他免疫细胞　　B. B 细胞和其他免疫细胞
    C. 网状细胞、淋巴细胞和其他免疫细胞　　D. 成纤维细胞、淋巴细胞和其他免疫细胞
13. 胸腺实质的主要细胞成分是
    A. 胸腺细胞　　B. 胸腺细胞和 T 细胞
    C. 胸腺细胞和胸腺上皮细胞　　D. 胸腺细胞、胸腺上皮细胞和 T 细胞
14. 胸腺小体位于
    A. 胸腺实质　　B. 胸腺皮质
    C. 胸腺髓质　　D. 胸腺皮质和髓质交界处
15. 淋巴结的胸腺依赖区是指
    A. 浅层皮质　　B. 副皮质区
    C. 髓索　　D. 皮质
16. 淋巴窦内含较多的

A. 肥大细胞　　B. 红细胞
C. 成纤维细胞　　D. 巨噬细胞

17. 脾的胸腺依赖区是指
A. 脾小结　　B. 动脉周围淋巴鞘
C. 白髓　　D. 边缘区

18. 脾索的构成是
A. 结缔组织　　B. 淋巴组织
C. 淋巴组织和血细胞　　D. 结缔组织和血细胞

19. 脾滤血的主要部位是
A. 脾索和脾窦　　B. 脾索和边缘区
C. 脾窦和边缘区　　D. 脾小结和脾索

20. 胸腺的功能是使
A. T 细胞发育成熟　　B. B 细胞发育成熟
C. 淋巴细胞发育成熟　　D. T 细胞和 B 细胞发育成熟

三、多项选择题

21. 脾白髓的构成是
A. 脾索　　B. 动脉周围淋巴鞘
C. 淋巴小结　　D. 脾小梁

22. 下列哪些器官有淋巴小结
A. 淋巴结　　B. 扁桃体
C. 胸腺　　D. 脾

23. 外周淋巴器官包括
A. 骨髓　　B. 脾
C. 扁桃体　　D. 淋巴结

24. 淋巴结和脾以 T 细胞为主的结构是
A. 淋巴小结　　B. 动脉周围淋巴鞘
C. 副皮质区　　D. 脾索

25. 淋巴结的功能是
A. 清除淋巴液中的细菌和病毒等　　B. 产生效应 T 细胞
C. 形成浆细胞　　D. 参与免疫应答

四、简答题

26. 简述淋巴结实质的结构和功能。
27. 简述脾实质的结构和功能。

参考答案

一、填空题

1. 淋巴　淋巴　免疫
2. 淋巴　T　B　NK
3. 网状组织　淋巴细胞
4. 弥散淋巴组织　淋巴小结
5. 中枢淋巴器官　外周淋巴器官
6. 胸腺上皮　胸腺
7. 胸腺小体
8. 浅层皮质　副皮质区　皮质淋巴窦　髓索　髓窦
9. 白髓　红髓　边缘区
10. 动脉周围淋巴鞘　淋巴小结　脾索　脾窦

二、最佳选择题

11.A　12.C　13.C　14.C　15.B　16.D　17.B　18.C
19.B　20.A

三、多项选择题

21.BC　22.ABD　23.BCD　24.BC　25.ABCD

四、简答题

26. 淋巴结实质分为皮质和髓质。皮质由浅层皮质、副皮质区和皮质淋巴窦构成；髓质由髓索和髓窦构成。淋巴结的功能是滤过淋巴液和参与免疫应答。
27. 脾实质由白髓、红髓和边缘区构成。白髓由动脉周围淋巴鞘和淋巴小结组成；红髓由脾索和脾窦组成；白髓与红髓交界处为边缘区。脾的功能是滤血、参与免疫应答、造血和贮血。

（何爱民　祝继明）

第十一章 皮 肤

习 题

一、填空题

1. 皮肤由浅层的__________和深层的__________构成。
2. 表皮为__________组织，真皮为__________组织。
3. 表皮有两类细胞：__________细胞和__________细胞。
4. 表皮的角质形成细胞按一定顺序排列，由深至浅分为五层：__________、__________、__________、__________和__________。
5. 真皮分为浅层的__________层和深面的__________层。
6. 毛根和毛干由__________细胞组成。
7. 包在毛根周围的上皮组织和结缔组织称__________。
8. 黑素细胞的功能是生成__________，它能吸收和散射__________。
9. 毛根和毛囊的下端结合在一起形成的膨大结构称为__________。
10. 毛球底面内凹，突入其内的结缔组织称为__________。

二、最佳选择题

11. 厚的表皮由深至浅依次为
   A. 基底层、棘层、颗粒层、角质层
   B. 基底层、棘层、颗粒层、透明层、角质层
   C. 基底层、棘层、颗粒层、乳头层、角质层
   D. 基底层、颗粒层、棘层、乳头层、角质层
12. 毛干和毛根的组成是
   A. 角化的上皮细胞　　B. 角化的上皮细胞和结缔组织
   C. 上皮细胞和黑素细胞　　D. 上皮细胞和结缔组织
13. 毛的生长点是
   A. 毛根　　B. 毛球
   C. 毛乳头　　D. 毛囊
14. 具有诱导毛生长作用的是
   A. 毛球　　B. 毛囊
   C. 毛根　　D. 毛乳头
15. 皮肤中的朗格汉斯细胞是
   A. 黑色素形成细胞　　B. 感觉细胞
   C. 免疫细胞　　D. 角质形成细胞

16. 嗜碱性的透明角质颗粒存在于表皮的

A. 角质层　　B. 颗粒层

C. 棘层　　D. 基底层

17. 组成表皮的两类细胞是

A. 角质形成细胞和黑素细胞　　B. 朗格汉斯细胞和黑素细胞

C. 角质形成细胞和非角质形成细胞　　D. 黑素细胞和非角质形成细胞

18. 表皮的干细胞位于

A. 基底层　　B. 棘层

C. 基底层和棘层　　D. 基底层和乳头层

三、多项选择题

19. 角质细胞的结构特点是

A. 无细胞核　　B. 无细胞器

C. 胞质充满角质蛋白　　D. 胞质含黑色素颗粒

20. 毛囊的组织结构包括

A. 上皮组织　　B. 结缔组织

C. 平滑肌　　D. 脂肪组织

21. 皮肤的功能是

A. 屏障保护　　B. 吸收、分泌与排泄

C. 调节体温、感觉　　D. 参与免疫应答

22. 表皮棘细胞内含

A. 透明角质颗粒　　B. 板层颗粒

C. 张力原纤维　　D. 角质白

四、简答题

23. 简述表皮的分层及角化过程。

24. 简述毛的结构。

参考答案

一、填空题

1. 表皮　真皮
2. 角化的复层扁平上皮　致密结缔
3. 角质形成　非角质形成
4. 基底层　棘层　颗粒层　透明层　角质层
5. 乳头　网织
6. 角化的上皮
7. 毛囊
8. 黑色素　紫外线

9. 毛球
10. 毛乳头

二、最佳选择题

11.B 12.A 13.B 14.D 15.C 16.B 17.C 18.A

三、多项选择题

19.ABC 20.AB 21.ABCD 22.BC

四、简答题

23. 表皮由深至浅分为基底层、棘层、颗粒层、透明层和角质层五层。从基底层至角质层是角质细胞增殖、分化、推移、脱落的过程，也是表皮的角化过程。
24. 毛分毛干、毛根和毛球三部分。毛干和毛根由角化的上皮细胞组成。包在毛根周围的上皮组织和结缔组织称毛囊。毛根与毛囊下端结合在一起形成的膨大结构称为毛球。

（陈晏　祝继明）

第十二章　内分泌系统

习　题

一、填空题

1. 内分泌系统由________和散在的________组成，腺细胞的分泌物称为________。
2. 甲状腺实质由________和________构成。
3. 甲状腺滤泡由________围成，滤泡腔充满________。
4. 甲状旁腺实质由________和________组成。
5. 肾上腺皮质由外向内依次分为三带：________、________和________。
6. 肾上腺髓质主要由________构成。
7. 垂体由________和________两部分组成。
8. 腺垂体远侧部有三种腺细胞：________、________和________。
9. 神经垂体主要由________和________组成。

二、最佳选择题

10. 甲状腺滤泡腔的胶质是
    A. 甲状腺素　　B. T_4
    C. 降钙素　　D. 碘化的甲状腺球蛋白
11. 甲状腺滤泡旁细胞位于
    A. 甲状腺滤泡之间　　B. 甲状腺滤泡上皮细胞之间
    C. 甲状腺滤泡旁边　　D. 甲状腺滤泡之间和滤泡上皮细胞之间
12. 分泌甲状旁腺激素的细胞是
    A. 主细胞　　B. 壁细胞
    C. 滤泡旁细胞　　D. 嗜酸性细胞
13. 滤泡旁细胞分泌
    A. 生长激素　　B. 甲状腺素
    C. 降钙素　　D. 甲状旁腺激素
14. 肾上腺皮质腺细胞的超微结构特点是
    A. 滑面内质网丰富　　B. 线粒体多，管状嵴多
    C. 脂滴较多　　D. 以上均是
15. 肾上腺皮质束状带腺细胞分泌
    A. 肾上腺素　　B. 盐皮质激素
    C. 糖皮质激素　　D. 雄激素
16. 肾上腺髓质细胞分泌

A. 糖皮质激素
B. 盐皮质激素
C. 肾上腺激素
D. 肾上腺素和去甲肾上腺素

17. 腺垂体远侧部的腺细胞有
A. 嗜酸性细胞和嗜碱性细胞
B. 嗜酸性细胞、嗜碱性细胞和嫌色细胞
C. 嫌色细胞、主细胞和嗜酸性细胞
D. 主细胞和嗜酸性细胞

18. 腺垂体嗜酸性细胞分泌
A. 生长激素和催乳激素
B. 生长激素和促甲状腺激素
C. 促甲状腺激素和催乳激素
D. 促肾上腺皮质激素和生长激素

19. 构成神经垂体的主要成分是
A. 神经元和垂体细胞
B. 无髓神经纤维和垂体细胞
C. 无髓神经纤维和神经元
D. 无髓神经纤维、神经元和赫令体

20. 神经垂体的功能是
A. 合成和分泌生长激素和催产素
B. 贮存和释放生长激素和催产素
C. 合成和分泌抗利尿激素和催产素
D. 贮存和释放抗利尿激素和催产素

三、多项选择题

21. 内分泌腺的结构特点是
A. 腺细胞排列成索状、团状或滤泡状
B. 腺细胞含膜包分泌颗粒
C. 无导管
D. 毛细血管丰富

22. 神经垂体的赫令体内含有
A. 催乳激素
B. 催产素
C. 抗利尿激素
D. 生长激素

23. 分泌含氮激素细胞的超微结构是
A. 有丰富的粗面内质网和发达的高尔基复合体
B. 线粒体嵴多呈管状
C. 有膜包被的分泌颗粒
D. 有丰富的滑面内质网

24. 甲状腺激素是指
A. T_3
B. T_4
C. 甲状腺球蛋白
D. 碘化的甲状腺球蛋白

四、简答题

25. 内分泌腺的结构有哪些特点?
26. 简述肾上腺皮质的结构与功能。

参考答案

一、填空题

1. 内分泌腺　内分泌细胞　激素

2. 甲状腺滤泡　滤泡旁细胞
3. 单层立方上皮　胶质
4. 主细胞　嗜酸性细胞
5. 球状带　束状带　网状带
6. 髓质细胞（嗜铬细胞）
7. 腺垂体　神经垂体
8. 嗜酸性细胞　嗜碱性细胞　嫌色细胞
9. 无髓神经纤维　垂体细胞

二、最佳选择题

10.D	11.D	12.A	13.C	14.D	15.C	16.D	17.B
18.A	19.B	20.D					

三、多项选择题

21.ACD　22.BC　23.AC　24.AB

四、简答题

25. ①腺细胞排列成索状、网状、团状或围成滤泡状；②腺细胞间有丰富的毛细血管；③无导管。
26. 肾上腺皮质从外向内分为球状带、束状带和网状带，肾上腺皮质腺细胞具有分泌类固醇激素细胞的超微结构特点。球状带细胞分泌盐皮质激素，束状带细胞分泌糖皮质激素，网状带细胞分泌雄激素和少量雌激素。

（黄元生）

第十三章 消化系统

习 题

一、填空题

1. 消化管壁一般分为四层，由内向外依次为__________、__________、__________和__________。
2. 消化管粘膜由内向外由__________、__________、__________组成。
3. 胃粘膜上皮主要由__________细胞组成。
4. 胃底腺由__________、__________、__________、内分泌细胞和未分化细胞构成。
5. 肠绒毛由__________和__________向肠腔突出而形成。
6. 肠绒毛上皮主要由__________和__________组成。
7. 小肠腺由__________、__________、__________、内分泌细胞和未分化细胞构成。
8. 胰腺实质由__________和__________组成。
9. 胰岛主要由 4 种细胞构成：__________、__________、__________和__________。
10. 肝的基本结构单位是__________。
11. 胆汁由__________分泌；胰岛素由胰岛的__________分泌。
12. 门管区结缔组织中有__________、__________和__________。
13. 直接汇入肝血窦的血管是__________和__________。
14. 肝的功能血管是__________，营养血管是__________。
15. 胃主细胞的功能是分泌__________，壁细胞是分泌__________和__________。

二、最佳选择题

16. 食管粘膜上皮的类型是
    A. 单层柱状上皮　　B. 复层扁平上皮
    C. 假复层纤毛柱状上皮　　D. 变移上皮
17. 粘膜上皮无杯状细胞的器官是
    A. 胃　　B. 小肠
    C. 结肠　　D. 气管
18. 分泌盐酸和内因子的细胞是
    A. 内分泌细胞　　B. 壁细胞
    C. 壁细胞和内分泌细胞　　D. 潘氏细胞
19. 分泌胃蛋白酶原的细胞是
    A. 主细胞　　B. 壁细胞
    C. 颈粘液细胞　　D. 潘氏细胞

20. 潘氏细胞分布于

A. 大肠腺
B. 胃底腺
C. 小肠腺
D. 十二指肠腺

21. 中央乳糜管位于

A. 小肠腺之间
B. 大肠腺之间
C. 胃底腺之间
D. 肠绒毛中轴

22. 肠绒毛是

A. 肠粘膜上皮细胞游离面伸向肠腔的突起
B. 肠粘膜上皮和固有层伸向肠腔的突起
C. 肠粘膜和粘膜下层伸向肠腔的突起
D. 肠粘膜伸向肠腔的突起

23. 胰腺外分泌部是

A. 混合性腺
B. 粘液性腺
C. 浆液性腺
D. 以上均不是

24. 分泌胰岛素的是胰岛的

A. PP 细胞
B. D 细胞
C. B 细胞
D. A 细胞

25. 分泌高血糖素的是胰岛的

A. A 细胞
B. B 细胞
C. D 细胞
D. PP 细胞

26. 肝小叶的主要组成成分是

A. 肝血窦
B. 肝细胞
C. 结缔组织
D. 血管

27. 肝板的构成是

A. 肝细胞
B. 肝细胞和结缔组织
C. 肝细胞和肝血窦
D. 肝血窦和结缔组织

28. 胆小管的组成是

A. 单层扁平上皮
B. 单层立方上皮
C. 单层扁平上皮和少量结缔组织
D. 肝细胞膜

29. 窦周间隙（狄氏间隙）位于

A. 肝血窦内皮与肝细胞之间
B. 肝细胞之间
C. 肝小叶之间
D. 肝血窦内皮细胞之间

30. 肝贮脂细胞位于

A. 肝血窦
B. 门管区
C. 窦周间隙
D. 胆小管

31. 肝巨噬细胞定居在

A. 肝血窦
B. 窦周间隙
C. 肝板
D. 中央静脉

32. 肝血窦的血液汇入

A. 窦周间隙
B. 小叶间静脉

C. 终末门微静脉　　D. 中央静脉

三、多项选择题

33. 扩大小肠吸收表面积的结构有
A. 环形皱襞　　B. 肠绒毛
C. 吸收细胞的微绒毛　　D. 吸收细胞的微丝
34. 肠绒毛中轴结缔组织内含
A. 中央乳糜管　　B. 平滑肌纤维
C. 小肠腺　　D. 有孔毛细血管
35. 胃底腺壁细胞分泌
A. 胃蛋白酶　　B. 胃蛋白酶原
C. 内因子　　D. 盐酸
36. 消化管富含淋巴组织的器官是
A. 胃　　B. 回肠
C. 结肠　　D. 阑尾
37. 下列哪些器官粘膜内表面被覆单层柱状上皮
A. 食管　　B. 胃
C. 小肠　　D. 结肠
38. 肝门管区结缔组织内含
A. 小叶间动脉　　B. 小叶间静脉
C. 小叶间胆管　　D. 小叶下静脉
39. 肝细胞有哪些不同的功能面
A. 肝细胞邻接面　　B. 胆小管面
C. 肝板面　　D. 血窦面
40. 消化系统中堪称人体之最的是
A. 肝细胞含细胞器最丰富　　B. 牙的釉质是最坚硬的组织
C. 消化管淋巴组织总量最多　　D. 胃肠内分泌细胞总量最多

四、简答题

41. 简述胃粘膜的结构特点。
42. 简述小肠的结构特点。
43. 简述肝小叶的结构。

参考答案

一、填空题

1. 粘膜　粘膜下层　肌层　外膜
2. 上皮　固有层　粘膜肌
3. 表面粘液

4. 主细胞　壁细胞　颈粘液细胞
5. 上皮　固有层
6. 吸收细胞　杯状细胞
7. 吸收细胞　杯状细胞　潘氏细胞
8. 外分泌部　内分泌部（胰岛）
9. A 细胞　B 细胞　D 细胞　PP 细胞
10. 肝小叶
11. 肝细胞　B 细胞
12. 小叶间动脉　小叶间静脉　小叶间胆管
13. 终末门微静脉　终末肝微动脉
14. 门静脉　肝动脉
15. 胃蛋白酶原　盐酸　内因子

二、最佳选择题

16.B　17.A　18.B　19.A　20.C　21.D　22.B　23.C
24.C　25.A　26.B　27.A　28.D　29.A　30.C　31.A
32.D

三、多项选择题

33.ABC　34.ABD　35.CD　36.BD　37.BCD　38.ABC
39.ABD　40.ABCD

四、简答题

41. 胃粘膜有许多胃小凹，粘膜上皮为单层柱状，主要由表面粘液细胞组成；固有层含丰富的胃底腺，由主细胞、壁细胞、颈粘液细胞、内分泌细胞和未分化细胞组成。
42. ①粘膜有许多肠绒毛，它由粘膜上皮和固有层向肠腔突出而成。肠绒毛上皮为单层柱状，主要由吸收细胞和杯状细胞组成；肠绒毛中轴内有中央乳糜管、有孔毛细血管和平滑肌纤维。②粘膜固有层有小肠腺，由 5 种细胞组成，其中潘氏细胞是小肠腺特有的细胞。
43. ①肝小叶中央有一条纵行的中央静脉；②单层肝细胞排列成肝板，以中央静脉为中心，肝板呈放射状排列，并分支互连成网；③肝板之间为肝血窦，内有肝巨噬细胞；④肝细胞与肝血窦内皮细胞之间有窦周间隙，内含贮脂细胞；⑤相邻肝细胞的质膜局部内陷形成胆小管，在肝板内互相连接成网。

（祝继明）

第十四章　呼吸系统

习　题

一、填空题

1. 气管壁以________作支架，腔面衬以________。
2. 肺的实质分为________部和________部。
3. 肺呼吸部由________、________、________和________共同组成。
4. 气－血屏障由________、________、________和________组成。
5. 肺泡上皮由________和________组成。肺泡表面绝大部分由________覆盖。
6. 相邻肺泡之间的结缔组织称________。
7. 肺小叶是由每个________连同它的各级分支和________组成。
8. 肺泡与血液进行气体交换通过的结构称________。
9. 肺内气体交换的场所是________。
10. 分泌表面活性物质的是肺的________。

二、最佳选择题

11. 气管和主支气管的粘膜上皮类型是
    A. 未角化的复层扁平上皮　　B. 角化的复层扁平上皮
    C. 单层柱状上皮　　D. 假复层纤毛柱状上皮
12. 气管壁的结构从内向外分为
    A. 粘膜、粘膜下层、浆膜　　B. 粘膜、粘膜下层、肌层、外膜
    C. 粘膜、粘膜下层、外膜　　D. 粘膜、肌层、浆膜
13. 肺导气部除叶、段支气管外，还包括
    A. 小支气管、细支气管、呼吸性细支气管
    B. 细支气管、终末细支气管
    C. 细支气管、终末细支气管、呼吸性细支气管
    D. 小支气管、细支气管、终末细支气管
14. 肺的呼吸部包括
    A. 终末细支气管、呼吸性细支气管、肺泡
    B. 呼吸性细支气管、肺泡管、肺泡囊、肺泡
    C. 肺泡管、肺泡囊、肺泡
    D. 肺泡囊、肺泡
15. Ⅰ型肺泡细胞的功能是
    A. 参与构成气－血屏障　　B. 分泌表面活性物质

C. 吞噬细菌　　D. 使肺泡扩大和收缩

16. 一个细支气管连同各级分支和肺泡组成

A. 肺导气部　　B. 肺小叶

C. 肺叶　　D. 肺呼吸部

17. 分泌肺泡表面活性物质的细胞是

A. Ⅰ型肺泡细胞　　B. Ⅱ型肺泡细胞

C. 肺泡巨噬细胞　　D. 杯状细胞

18. 调节肺小叶气流量的是

A. 小支气管的平滑肌

B. 小支气管和细支气管的平滑肌

C. 细支气管和终末细支气管的平滑肌

D. 终末细支气管和呼吸性细支气管的平滑肌

19. 关于终末细支气管的结构，下列哪项错误

A. 上皮为单层柱状　　B. 有少量软骨片

C. 无杯状细胞、无腺体　　D. 有完整的环行平滑肌层

20. 肺泡隔的主要成分是

A. 毛细血管、弹性纤维和巨噬细胞

B. 毛细血管和弹性纤维

C. Ⅰ型肺泡细胞、Ⅱ型肺泡细胞和毛细血管

D. Ⅱ型肺泡细胞、毛细血管和弹性纤维

三、多项选择题

21. 纤毛细胞存在于

A. 气管粘膜上皮　　B. 肺小支气管粘膜上皮

C. 呼吸性细支气管粘膜上皮　　D. 肺泡管粘膜上皮

22. 关于终末细支气管结构的叙述，哪些正确

A. 上皮为假复层纤毛柱状上皮　　B. 无杯状细胞

C. 无腺体和软骨　　D. 形成完整的环行平滑肌层

23. 直接与肺泡相通连的有

A. 终末细支气管　　B. 肺泡管

C. 肺泡囊　　D. 呼吸性细支气管

24. 呼吸系统具有净化空气作用的是

A. 鼻毛　　B. 纤毛

C. 粘液　　D. 巨噬细胞

25. 肺泡隔含有

A. 丰富的毛细血管　　B. 大量的弹性纤维

C. 肺泡孔　　D. 巨噬细胞

四、简答题

26. 何谓肺泡隔？简述其主要成分及其功能。

27. 何谓气－血屏障？它由哪些结构组成？

参考答案

一、填空题

1. “C”形透明软骨环　假复层纤毛柱状上皮
2. 导气　呼吸
3. 呼吸性细支气管　肺泡管　肺泡囊　肺泡
4. 肺泡表面液体层　Ⅰ型肺泡细胞与基膜　薄层结缔组织　毛细血管基膜与内皮
5. Ⅰ型肺泡细胞　Ⅱ型肺泡细胞　Ⅰ型肺泡细胞
6. 肺泡隔
7. 细支气管　肺泡
8. 气－血屏障
9. 肺泡
10. Ⅱ型肺泡细胞

二、最佳选择题

11.D　12.C　13.D　14.B　15.A　16.B　17.B　18.C
19.B　20.A

三、多项选择题

21.AB　22.BCD　23.BCD　24.ABCD　25.ABD

四、简答题

26. 肺泡隔是相邻两个肺泡之间的结缔组织，其内含丰富的毛细血管、大量的弹性纤维和巨噬细胞等。毛细血管有利于血液与肺泡进行气体交换，弹性纤维使肺泡具有良好的回缩力，巨噬细胞能吞噬灰尘、细菌等异物。
27. 气－血屏障是肺泡与血液进行气体交换所通过的结构，由表面液体层、Ⅰ型肺泡细胞与基膜、薄层结缔组织、毛细血管基膜及内皮组成。

（唐平　钱燕春）

第十五章　泌尿系统

习　题

一、填空题

1. 肾实质由大量的__________构成。
2. 肾的结构和功能基本单位是__________，它由__________和__________组成。
3. 肾小体（肾小球）由__________和__________组成。
4. 肾小管由__________、__________和__________组成。
5. 髓袢（肾单位袢）由__________、__________和__________组成。
6. 滤过屏障（滤过膜）由__________、__________和__________三层组成。
7. 肾小体在尿形成过程中起__________作用，其滤液称__________。
8. 重吸收原尿的主要部位是__________。
9. 肾小球旁器（球旁复合体）由__________、__________和__________组成。
10. 排尿管道的粘膜上皮是__________。

二、最佳选择题

11. 肾单位的组成是
    A. 肾小球、肾小囊和肾小管
    B. 肾小球和泌尿小管
    C. 肾小体和肾小管
    D. 肾小球、肾小囊和泌尿小管
12. 肾小体的组成是
    A. 肾小球和肾小囊
    B. 血管球和肾小囊
    C. 肾小球和肾小囊腔
    D. 血管球和肾小囊腔
13. 肾小管的组成是
    A. 近端小管、细段和远端小管
    B. 近端小管、髓袢和远端小管
    C. 近曲小管、细段和远曲小管
    D. 近端小管、细段、远端小管和集合管
14. 髓袢的组成是
    A. 近曲小管和远曲小管
    B. 近端小管直部、细段、远端小管直部
    C. 近曲小管、远曲小管和弓形集合小管
    D. 近端小管直部和细段
15. 肾内上皮细胞有刷状缘的是
    A. 远端小管
    B. 细段
    C. 集合管
    D. 近端小管
16. 重吸收原尿的主要部位是
    A. 肾小囊
    B. 近端小管
    C. 远端小管
    D. 细段

17. 肾小囊内层（脏层）的细胞是

A. 单层扁平上皮　　B. 单层立方上皮

C. 单层柱状上皮　　D. 以上均不是

18. 关于肾血管球的叙述哪项错误

A. 为有孔型毛细血管

B. 毛细血管两端分别与入球微动脉和出球微静脉相连

C. 毛细血管之间有球内系膜细胞

D. 足细胞突起紧贴毛细血管基膜

19. 球旁细胞位于

A. 入球微动脉末端管壁　　B. 近曲小管末端管壁

C. 远曲小管始端管壁　　D. 远曲小管末端管壁

20. 肾分泌肾素的细胞是

A. 球外系膜细胞　　B. 致密斑

C. 球旁细胞　　D. 足细胞

三、多项选择题

21. 肾小体位于

A. 髓放线　　B. 皮质迷路

C. 肾柱　　D. 肾锥体

22. 关于浅表肾单位的叙述哪些正确

A. 肾小体位于皮质浅部和中部，体积较小

B. 髓袢较短

C. 数量多

D. 主要参与尿形成

23. 扩大近端小管表面积的结构有

A. 微绒毛　　B. 侧突

C. 纤毛　　D. 质膜内褶

24. 肾滤过屏障（滤过膜）的组成是

A. 毛细血管有孔内皮　　B. 基膜

C. 足细胞裂孔膜　　D. 球内系膜细胞

25. 位于肾皮质迷路的结构有

A. 近曲小管　　B. 远曲小管

C. 肾小体　　D. 弓形集合小管

26. 球旁复合体（肾小球旁器）的组成是

A. 球旁细胞　　B. 球外系膜细胞

C. 球内系膜细胞　　D. 致密斑

四、简答题

27. 何谓肾单位？简述肾单位的组成。

28. 简述滤过屏障（滤过膜）的组成和功能。

参考答案

一、填空题

1. 泌尿小管
2. 肾单位　肾小体　肾小管
3. 血管球　肾小囊
4. 近端小管　细段　远端小管
5. 近端小管直部　细段　远端小管直部
6. 毛细血管有孔内皮　基膜　足细胞裂孔膜
7. 滤过作用　原尿
8. 近端小管
9. 球旁细胞　致密斑　球外系膜细胞
10. 变移上皮

二、最佳选择题

11.C　12.B　13.A　14.B　15.D　16.B　17.D　18.B
19.A　20.C

三、多项选择题

21.BC　22.ABCD　23.ABD　24.ABC　25.ABCD　26.ABD

四、简答题

27. 肾单位是肾的结构和功能基本单位。肾单位由肾小体（肾小球）和肾小管组成。肾小体由血管球和肾小囊组成，肾小管由近端小管、细段和远端小管组成。
28. 滤过屏障由毛细血管有孔内皮、基膜和足细胞裂孔膜三层组成。当血液流经血管球时，血浆内除大分子蛋白质外，均可通过这三层结构进入肾小囊腔，其滤液即原尿。

（谭克）

第十六章　男性生殖系统

习　题

一、填空题

1. 睾丸的功能是产生__________和分泌__________。
2. 生精上皮由__________和__________组成。
3. 按精子发生过程，生精细胞依次包括__________、__________、__________、__________和__________。
4. 从精原细胞到形成精子的过程，称__________。
5. 血-睾屏障最重要的结构是相邻__________细胞近基部形成的__________。
6. 睾丸内分泌雄激素的是__________细胞，它位于__________之间的结缔组织中。
7. 精子顶体由__________细胞的__________形成。
8. 精子达到功能上成熟是在__________。

二、最佳选择题

9. 成人生精小管管壁的生精上皮的组成主要是
   A. 支持细胞和生精细胞　　B. 支持细胞和精原细胞
   C. 支持细胞和间质细胞　　D. 支持细胞、生精细胞和间质细胞
10. 不能进行分裂的生精细胞是
   A. 精原细胞　　B. 初级精母细胞
   C. 次级精母细胞　　D. 精子细胞
11. 一个初级精母细胞能形成精子的数目为
   A. 2个　　B. 4个
   C. 8个　　D. 16个
12. 一个精子细胞能形成精子的数目为
   A. 1个　　B. 2个
   C. 4个　　D. 8个
13. 睾丸内产生雄激素的细胞是
   A. 间质细胞　　B. 支持细胞
   C. 精原细胞　　D. 精子
14. 睾丸内分泌雄激素结合蛋白的细胞是
   A. 间质细胞　　B. 精原细胞
   C. 生精细胞　　D. 支持细胞
15. 睾丸间质细胞分布在

A. 生精小管
B. 直精小管
C. 生精小管之间的结缔组织中
D. 直精小管之间的结缔组织中

16. 形成精子头的主要结构是精子细胞的
A. 高尔基复合体
B. 细胞核
C. 线粒体
D. 高尔基复合体和线粒体

17. 形成精子顶体的是精子细胞的
A. 中心粒
B. 细胞核
C. 高尔基复合体
D. 高尔基复合体和线粒体

18. 构成血－睾屏障的最重要结构是
A. 支持细胞之间的紧密连接
B. 毛细血管基膜
C. 毛细血管内皮及基膜
D. 生精小管的基膜

三、多项选择题

19. 男性能分泌雄激素的细胞是
A. 睾丸间质细胞
B. 睾丸支持细胞
C. 前列腺腺上皮细胞
D. 肾上腺网状带腺细胞

20. 支持细胞的主要功能是
A. 分泌雄激素结合蛋白
B. 吞噬精子脱落的残余胞质
C. 参与构成血－睾屏障
D. 支持和营养生精细胞

21. 睾丸间质细胞的超微结构特征是
A. 滑面内质网丰富
B. 线粒体多，管状嵴多
C. 脂滴较多
D. 膜包分泌颗粒内含雄激素

22. 附睾的构成主要是
A. 直精小管
B. 附睾管
C. 输出小管
D. 睾丸网

四、简答题

23. 何谓精子形成？简述精子形成的主要变化。
24. 简述睾丸间质细胞的分布、超微结构及其功能。

参考答案

一、填空题

1. 精子　雄激素
2. 生精细胞　支持细胞
3. 精原细胞　初级精母细胞　次级精母细胞　精子细胞　精子
4. 精子发生
5. 支持　紧密连接
6. 间质　生精小管

7. 精子　高尔基复合体
8. 附睾

二、最佳选择题

9.A　10.D　11.B　12.A　13.A　14.D　15.C　16.B
17.C　18.A

三、多项选择题

19.AD　20.ABCD　21.ABC　22.BC

四、简答题

23. 精子形成是指精子细胞经过变态，由圆形的精子细胞变为蝌蚪状精子的过程。主要变化是精子细胞核浓缩形成精子头的主要结构；高尔基复合体形成精子头的顶体；中心粒形成精子尾的主要结构。
24. 位于睾丸生精小管之间的疏松结缔组织中，常成群分布。电镜下，滑面内质网丰富；线粒体多，管状嵴多；脂滴较多。具有合成和分泌雄激素的功能。

（黄元生）

第十七章　女性生殖系统

习　题

一、填空题

1. 卵泡发育分为四个阶段，依次为＿＿＿＿、＿＿＿＿、＿＿＿＿和＿＿＿＿。
2. 卵泡主要由＿＿＿＿和＿＿＿＿组成。
3. 原始卵泡由一个＿＿＿＿细胞和一层＿＿＿＿的＿＿＿＿细胞组成。
4. 成熟卵泡直径达＿＿＿＿以上，在排卵前 36～48 小时，完成＿＿＿＿成熟分裂，形成＿＿＿＿个次级卵母细胞。
5. 黄体主要由＿＿＿＿细胞和＿＿＿＿细胞组成。
6. 子宫内膜由＿＿＿＿上皮和固有层组成，固有层内含低分化的＿＿＿＿细胞、＿＿＿＿腺和＿＿＿＿动脉。
7. 自青春期开始，每 28 天子宫内膜功能层剥脱、出血、修复、增生，称＿＿＿＿。可分为三期：＿＿＿＿、＿＿＿＿和＿＿＿＿。
8. 月经期中剥脱的坏死功能层组织和血液一起，经阴道排出，称为＿＿＿＿。
9. 增生期为月经周期的第＿＿＿＿天，此时卵巢内若干卵泡开始生长并分泌＿＿＿＿。
10. 分泌期为月经周期的第＿＿＿＿天，此时卵巢内黄体已经形成并分泌＿＿＿＿和＿＿＿＿。

二、最佳选择题

11. 次级卵泡中的卵母细胞是
    A. 卵原细胞　　B. 初级卵母细胞
    C. 次级卵母细胞　　D. 卵细胞
12. 次级卵母细胞完成第二次成熟分裂是在
    A. 排卵前　　B. 受精时
    C. 排卵时　　D. 次级卵泡时期
13. 排卵时排出的是
    A. 成熟卵细胞　　B. 成熟卵细胞和透明带
    C. 成熟卵细胞、透明带和放射冠　　D. 以上均不是
14. 排卵一般在月经周期的
    A. 月经期　　B. 增生早期
    C. 增生期末　　D. 分泌期
15. 某妇女的月经周期为 28 天，10 月 2 日来月经，其排卵日期大约在
    A. 10 月 2 日　　B. 10 月 8 日

C. 10月15日
D. 10月25日

16. 黄体的形成是
A. 晚期退化的次级卵泡增殖分化
B. 基质细胞增殖分化
C. 间质腺增殖分化
D. 排卵后残留的卵泡膜和卵泡壁分化

17. 月经期后修复子宫内膜上皮的是
A. 固有层基质细胞
B. 残留子宫腺上皮细胞
C. 螺旋动脉内皮细胞
D. 毛细血管内皮细胞

18. 某育龄妇女因病切除双侧卵巢，结果出现
A. 月经停止
B. 月经减少
C. 月经增多
D. 月经不规则

19. 月经周期中最易受孕的时期是
A. 第5~7天
B. 第8~11天
C. 第12~16天
D. 第22~26天

20. 闭锁卵泡是指
A. 退化的卵泡
B. 退化的原始卵泡
C. 退化的生长卵泡
D. 退化的成熟卵泡

三、多项选择题

21. 卵泡细胞可形成卵泡的
A. 放射冠
B. 颗粒层
C. 卵泡膜内层
D. 卵丘的一部分

22. 卵巢可分泌的激素有
A. 雌激素
B. 雄激素
C. 孕激素
D. 松弛素

23. 次级卵泡的主要结构特点是
A. 卵泡腔出现
B. 卵丘形成
C. 颗粒层形成
D. 卵泡膜分为内、外两层

24. 女性分泌雌激素的细胞有
A. 黄体细胞
B. 肾上腺网状带腺细胞
C. 卵泡膜膜细胞
D. 卵巢间质腺细胞

四、简答题

25. 简述黄体的形成、结构、转归和功能。
26. 简述排卵后（未受精）第12天子宫内膜的结构。

参考答案

一、填空题

1. 原始卵泡　初级卵泡　次级卵泡　成熟卵泡

2. 卵母细胞　卵泡细胞
3. 初级卵母　扁平　卵泡
4. 20mm　第一次　一
5. 颗粒黄体　膜黄体
6. 单层柱状　基质　子宫　螺旋
7. 月经周期　月经期　增生期　分泌期
8. 月经
9. 5～14　雌激素
10. 15～28　孕激素　雌激素

二、最佳选择题

11.B　12.B　13.D　14.C　15.C　16.D　17.B　18.A
19.C　20.A

三、多项选择题

21.ABD　22.ABCD　23.ABCD　24.ABCD

四、简答题

25. 成熟卵泡排卵后，残留在卵巢内的卵泡壁和卵泡膜分化形成黄体。黄体主要由颗粒黄体细胞和膜黄体细胞构成。卵细胞若未受精，黄体维持2周；若受精，则继续发育，可维持6个月。黄体最终被结缔组织取代。黄体能分泌孕激素和雌激素，妊娠黄体还分泌松弛素。
26. 子宫内膜呈分泌晚期的改变，内膜增厚，可达5mm；子宫腺增长，更弯曲，腺腔扩大，内含大量分泌物；螺旋动脉更长，更弯曲，并伸达内膜浅层；固有层组织液增多，呈现生理性水肿；基质细胞增生、肥大，成为前蜕膜细胞。

（刘兴发　张荣德）

第十八章　人胚早期发育

习　题

一、填空题

1. 从受精卵发育为足月胎儿约为______周。胚胎发育一般分为三个时期：__________、__________和__________。
2. 通常受精的部位在__________。
3. 精子获能主要在__________。
4. 精子顶体释放顶体酶的过程，称为__________。
5. 卵裂球达到12~16个时，称__________。
6. 胚泡由三部分组成：__________、__________和__________。
7. 胚泡植入的部位通常在__________的__________层。
8. 胚泡植入后的子宫内膜，称为__________，它可分为三部分：__________、__________和__________。
9. 第2周胚盘由__________和__________共同组成。
10. 第3周胚盘由__________、__________和__________组成。
11. 胎膜包括__________、__________、__________、__________和__________。
12. 胚胎早期，整个绒毛膜表面的绒毛均匀分布，第8周以后，面向__________的绒毛退化成为__________；而面向__________的绒毛生长茂盛成为__________。
13. 造血干细胞起源于__________的__________细胞。
14. 胎盘由胎儿的__________和母体的__________共同组成。
15. 胎儿血与母体血在胎盘内进行物质交换所通过的结构称__________。
16. 先天性畸形是指胚胎发育过程出现的__________或__________异常。
17. 先天性畸形发生的原因有：__________、__________和__________。
18. 受到致畸因子的作用，最易发生畸形的胚胎发育时期称__________。

二、最佳选择题

19. 受精的部位通常在
    A. 子宫底或子宫体　　B. 子宫颈
    C. 输卵管峡部　　D. 输卵管壶腹部
20. 宫外孕最常发生的部位是
    A. 子宫颈　　B. 卵巢
    C. 肠系膜　　D. 输卵管
21. 卵受精后产生男婴，其精子的染色体组型是

A. 22，Y
B. 22，X
C. 23，X
D. 23，Y

22. 胚泡的组成是
A. 滋养层、内细胞群、胚外体腔
B. 滋养层、内细胞群、胚泡腔
C. 绒毛膜、内细胞群、胚泡腔
D. 绒毛膜、胚盘、胚外体腔

23. 形成原条的胚层是
A. 上胚层
B. 中胚层
C. 下胚层
D. 以上均不是

24. 确定胚盘头尾最早的结构是
A. 原条
B. 脊索
C. 神经管
D. 体节

25. 第 2 周胚盘的组成是
A. 上胚层
B. 上胚层和下胚层
C. 上胚层、中胚层和下胚层
D. 中胚层和下胚层

26. 形成脊索的结构是
A. 原条
B. 原沟
C. 原结
D. 原凹

27. 诱导神经板形成的是
A. 原条
B. 脊索
C. 原结
D. 体节

28. 脑和脊髓起源于
A. 外胚层
B. 内胚层
C. 中胚层
D. 外胚层与中胚层

29. 胚泡植入后的子宫内膜称
A. 胎膜
B. 粘膜
C. 蜕膜
D. 绒毛膜

30. 人胚初具人形的时间是
A. 第 4 周末
B. 第 8 周末
C. 第 10 周末
D. 第 12 周末

31. 胎儿发育是在
A. 子宫腔
B. 羊膜腔
C. 子宫内膜功能层
D. 胚外体腔

32. 脐带内含有
A. 两条脐动脉和两条脐静脉
B. 两条脐动脉和一条脐静脉
C. 一条脐动脉和一条脐静脉
D. 一条脐动脉和两条脐静脉

33. 分隔胎血与母血的结构是
A. 胎盘
B. 胎盘隔
C. 胎盘膜
D. 胎膜

34. 胎盘绒毛间隙内含
A. 胎血
B. 母血

C. 胎血和母血
D. 胎血、母血和子宫腺分泌物

35. 胎盘的组成是
A. 丛密绒毛膜和基蜕膜
B. 丛密绒毛膜和包蜕膜
C. 平滑绒毛膜和包蜕膜
D. 平滑绒毛膜和基蜕膜

36. 造血干细胞的来源是
A. 骨髓
B. 卵黄囊的胚外内胚层
C. 卵黄囊的胚外中胚层
D. 尿囊

37. 关于脐动脉和脐静脉的叙述，哪项正确
A. 是胎儿的血管
B. 脐动脉是母体的血管，脐静脉是胎儿的血管
C. 脐动脉是胎儿的血管，脐静脉是母体的血管
D. 是母体的血管

38. 胚胎致畸敏感期大多在
A. 第 1 ~ 2 周
B. 第 2 ~ 6 周
C. 第 3 ~ 8 周
D. 第 4 ~ 12 周

三、多项选择题

39. 上胚层分化为
A. 外胚层
B. 中胚层
C. 内胚层
D. 下胚层

40. 受精卵发育为
A. 胚盘
B. 胎盘
C. 胎膜
D. 蜕膜

41. 外胚层分化为
A. 脑
B. 脊髓
C. 表皮
D. 软骨和骨

42. 中胚层分化为
A. 结缔组织
B. 肌组织
C. 软骨和骨
D. 血管

43. 内胚层分化为
A. 消化腺的上皮组织
B. 气管、支气管和肺的上皮组织
C. 胃、肠的上皮组织
D. 真皮

44. 绒毛膜的组成结构包括
A. 合体滋养层
B. 细胞滋养层
C. 胚外中胚层
D. 壁蜕膜

45. 人类胚胎卵黄囊的作用是
A. 贮存少量卵黄
B. 形成造血干细胞
C. 产生原始生殖细胞
D. 贮存代谢废物

46. 胎盘的功能是
A. 屏障作用
B. 分泌激素

C. 气体交换　　　　　　　　　　　　　　D. 营养物质与代谢产物交换

四、简答题

47. 简述植入的定义、部位以及植入过程中胚泡的变化。
48. 简述胎盘膜（胎盘屏障）的定义和早期胎盘膜的组成。
49. 简述胎盘的组成和功能。

参考答案

一、填空题

1. 38　胚前期　胚期　胎期
2. 输卵管壶腹部
3. 输卵管
4. 顶体反应
5. 桑椹胚
6. 滋养层　内细胞群　胚泡腔
7. 子宫底或子宫体　子宫内膜功能
8. 蜕膜　包蜕膜　基蜕膜　壁蜕膜
9. 上胚层　下胚层
10. 外胚层　中胚层　内胚层
11. 绒毛膜　羊膜　卵黄囊　尿囊　脐带
12. 包蜕膜　平滑绒毛膜　基蜕膜　丛密绒毛膜
13. 卵黄囊　胚外中胚层
14. 丛密绒毛膜　基蜕膜
15. 胎盘膜（胎盘屏障）
16. 外形　内部结构
17. 遗传因素　环境因素　遗传因素与环境因素相互作用
18. 致畸敏感期

二、最佳选择题

19. D　20. D　21. D　22. B　23. A　24. A　25. B　26. D
27. B　28. A　29. C　30. B　31. B　32. B　33. C　34. B
35. A　36. C　37. A　38. C

三、多项选择题

39. ABC　40. AC　41. ABC　42. ABCD　43. ABC　44. ABC
45. BC　46. ABCD

四、简答题

47. 胚泡埋入子宫内膜的过程称植入。通常植入的部位在子宫底或子宫体。胚泡植入时，滋养层细胞增殖分化为合体滋养层和细胞滋养层；内细胞群增殖分化为上胚层和下胚层，两者相贴组成胚盘。

48. 胎儿血与母体血在胎盘内进行物质交换所通过的结构称胎盘膜。早期胎盘膜由合体滋养层、细胞滋养层及基膜、绒毛内毛细血管基膜和内皮组成。

49. 胎盘由胎儿的丛密绒毛膜和母体的基蜕膜共同组成。胎盘的功能是物质交换、屏障作用和内分泌的作用。

（祝继明）